Trainings Guide

Bauch

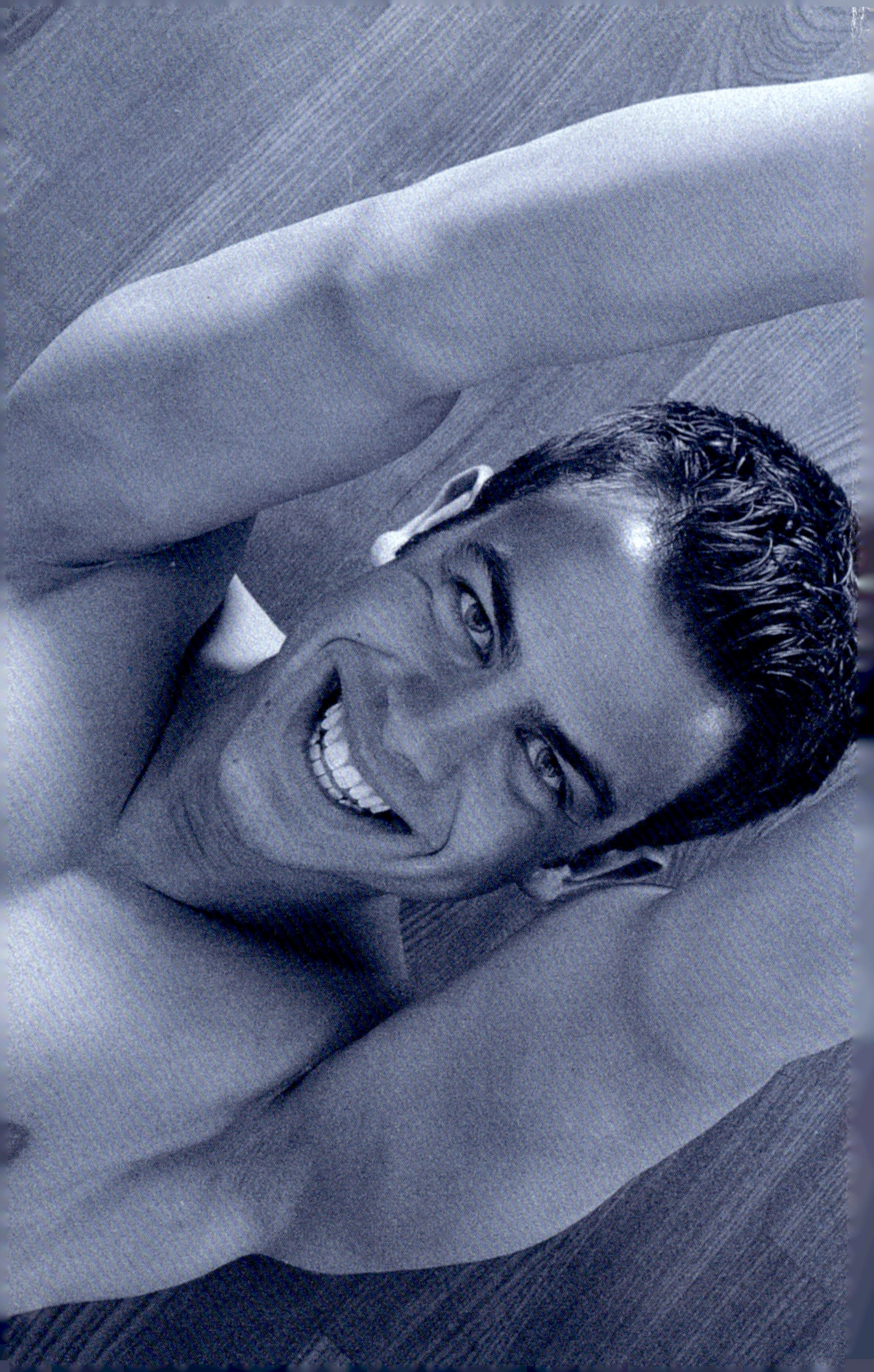

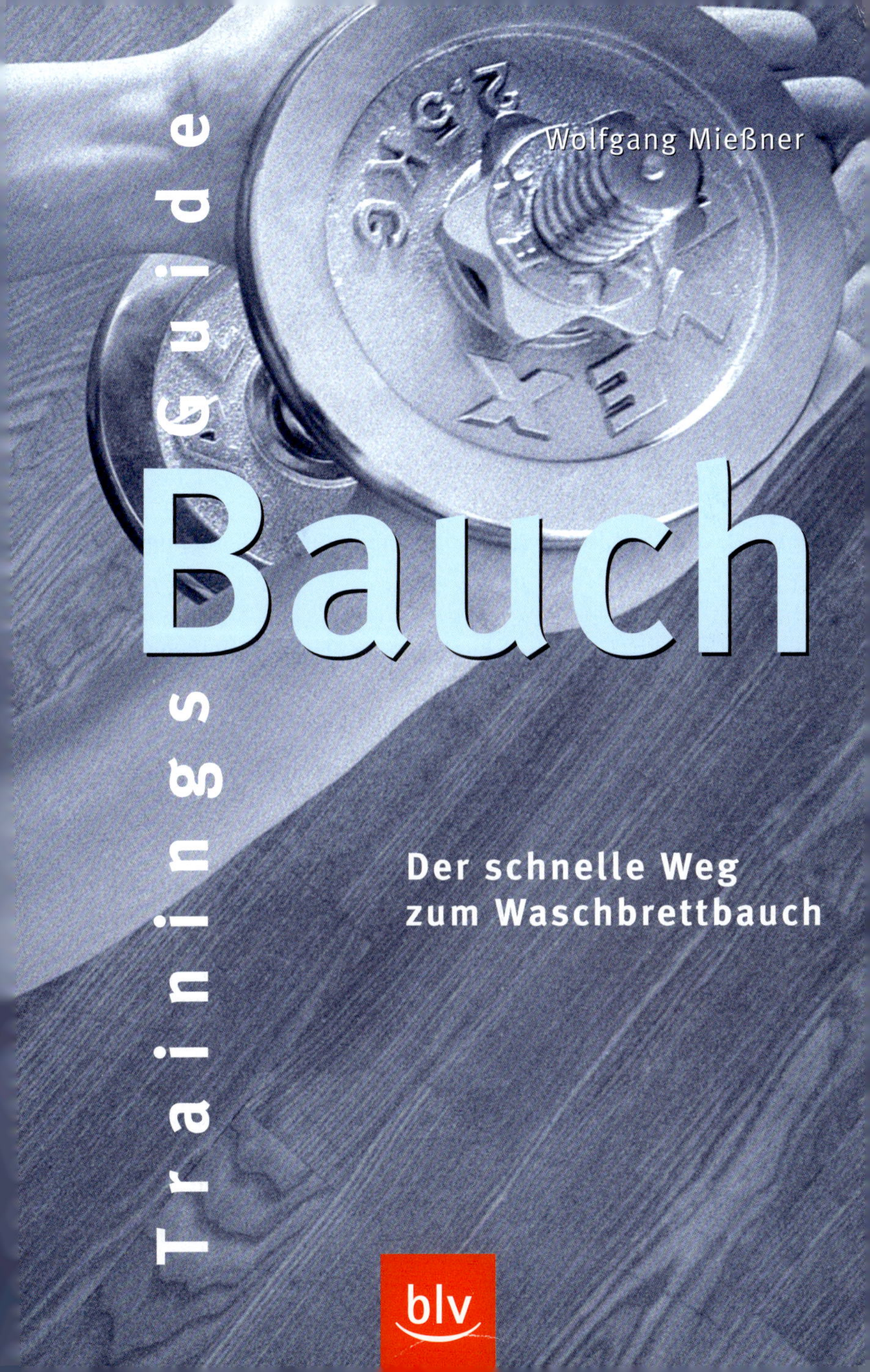

Wolfgang Mießner

Trainings Guide

Bauch

Der schnelle Weg
zum Waschbrettbauch

blv

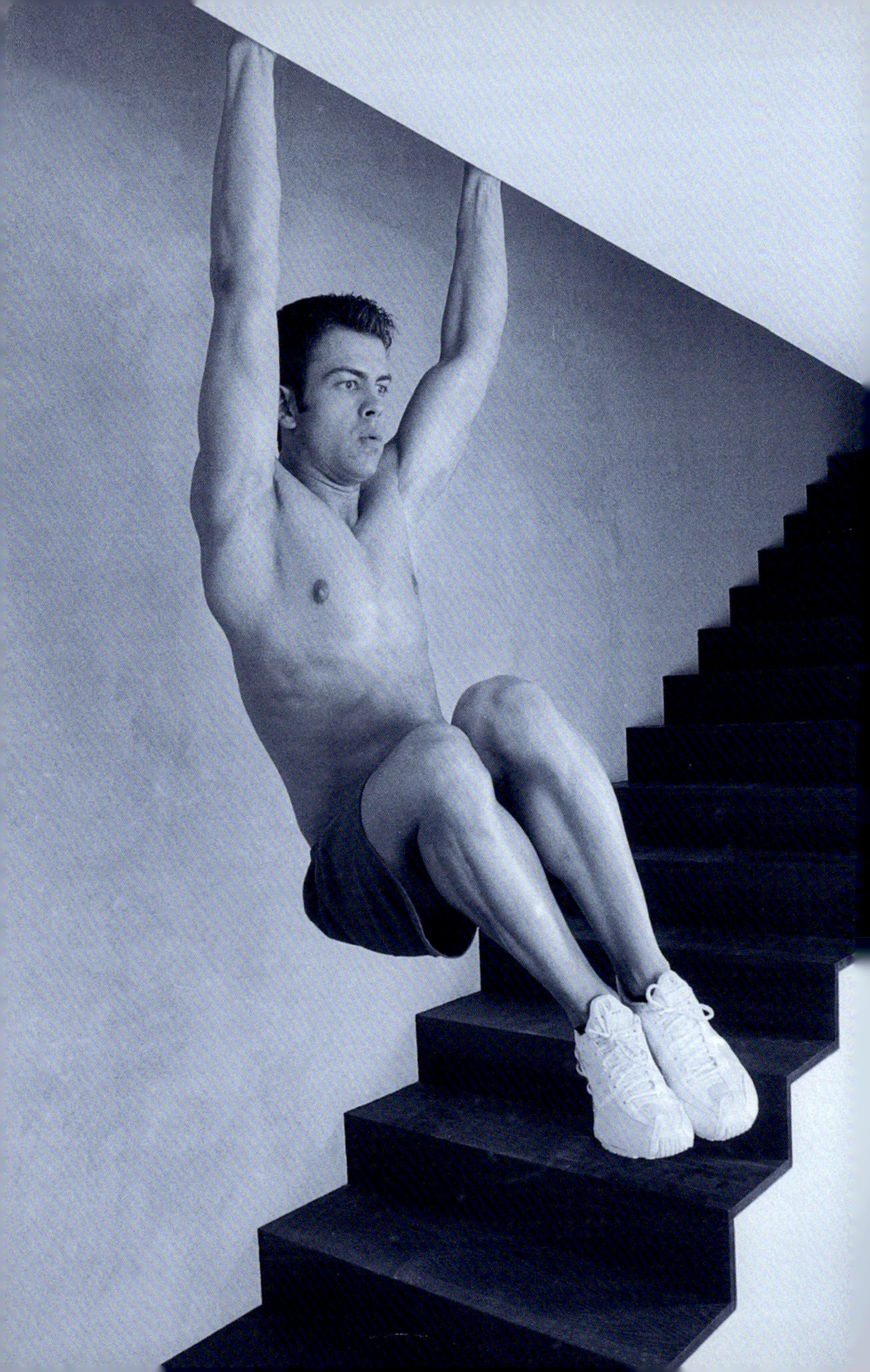

Inhalt

[Infos zum Training]

[Der Übungsteil]

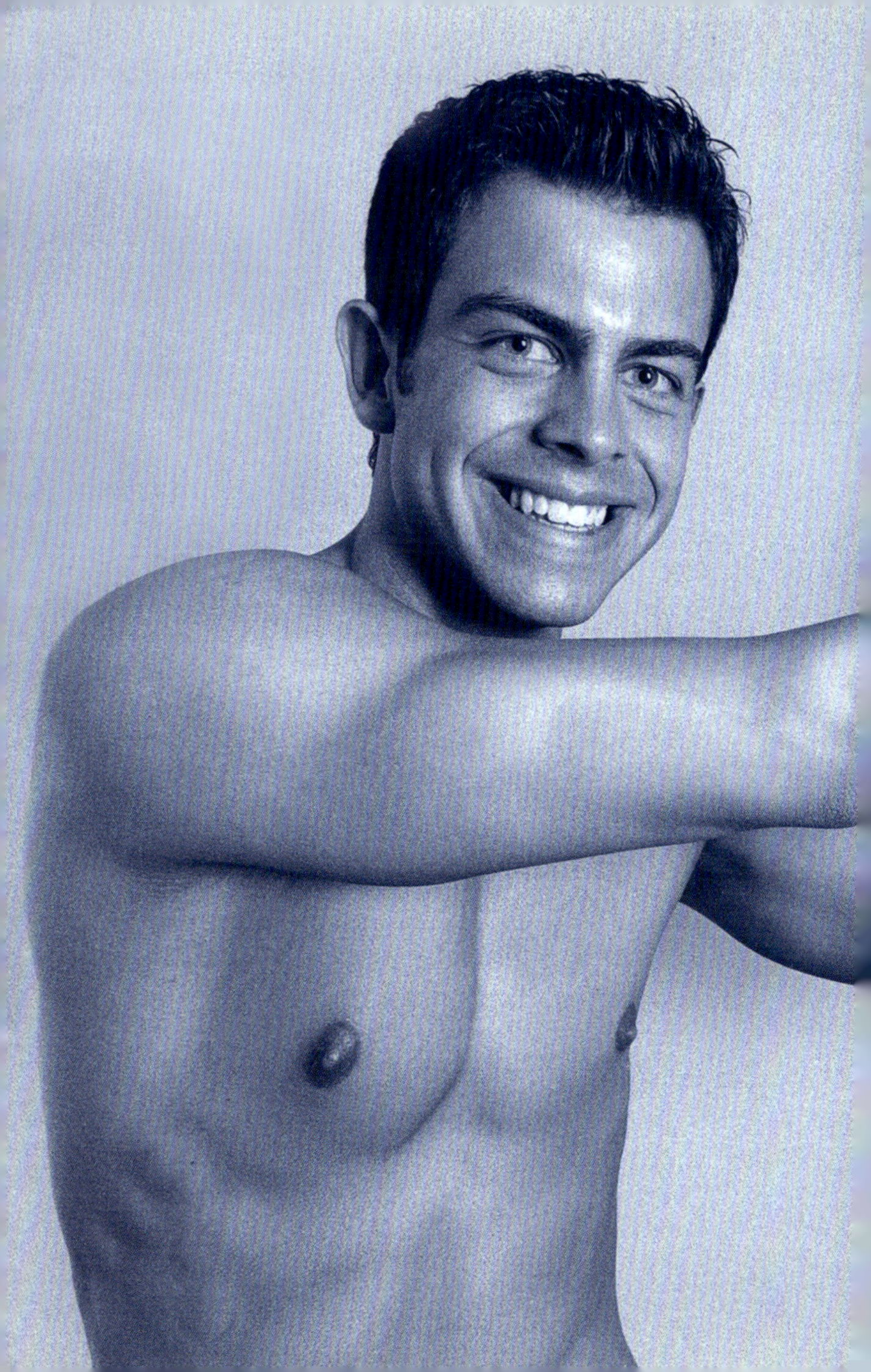

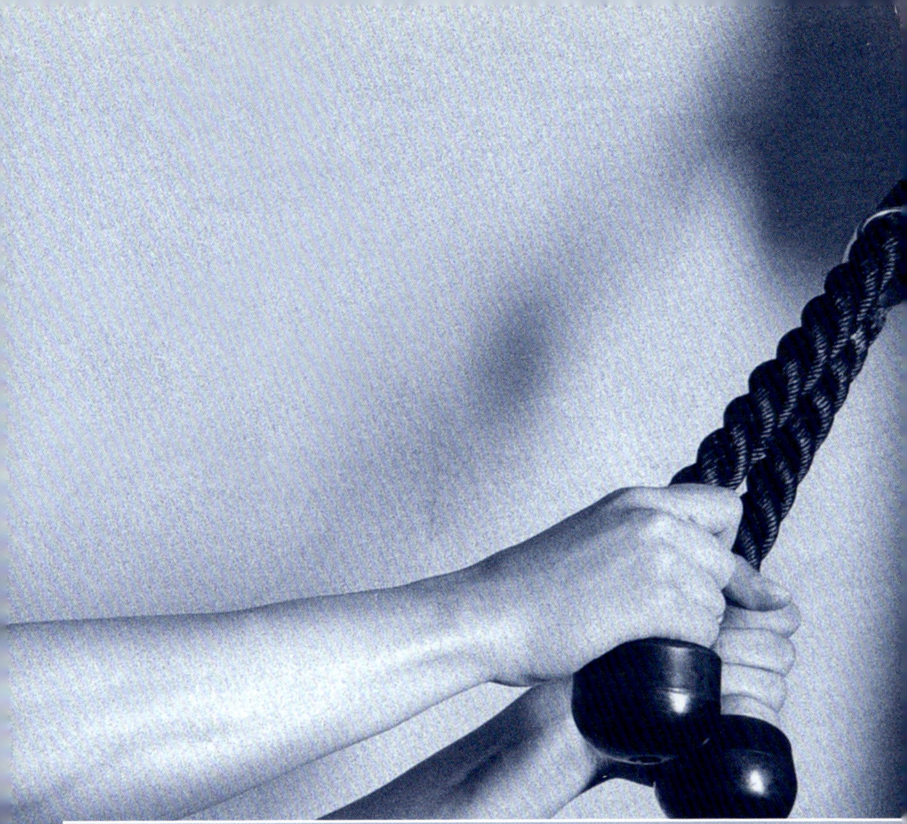

[Infos zum Training]

Ihre starke **Mitte**

Flacher Bauch - schmale Taille, gegen einen trainierten und ausgeprägten Waschbrettbauch haben sicher die wenigsten etwas einzuwenden. Oft gilt er als Gradmesser der eigenen Fitness. Und schön anzusehen ist ein Six-Pack allemal. Die »starke Mitte« erfüllt aber nicht nur ästhetische Zwecke. Die Bauchmuskulatur bildet zusammen mit den Rückenmuskeln das Stützkorsett des menschlichen Körpers. Ein entsprechendes Training ist also auch aus präventiven, gesundheitlichen, leistungssportlichen oder Gründen der Rehabilitation ein unverzichtbarer Bestandteil jedes erfolgreichen Trainingsprogramms.

Das vorliegende Buch zeigt Ihnen in kompakter Form alles Notwendige für ein facettenreiches, kurzweiliges und erfolgreiches Bauch-Workout. Lassen Sie sich inspirieren und holen Sie sich das notwendige Know-How für Ihr Training. Eines allerdings vorweg: Sie müssen richtig rangehen. Nur wer beharrlich, kontinuierlich und abwechslungsreich trainiert, kommt ans Ziel. Im Übungskatalog sind die Übungen von leicht bis schwer in drei Stufen eingeteilt. So findet jeder die seinem Trainingsstand entsprechende Intensität.

Alle Übungen sind von leicht bis schwer in drei Stufen eingeteilt. Mit ein bisschen Disziplin erreicht jeder seinen Traumbauch – das berühmte Six-Pack. >

Trainieren können Frauen und Männer jeden Alters – und es ist niemals zu spät, damit zu beginnen! Ganz gleich wie fit Sie sind, Ihre Muskeln werden straffer und fester. Jeder kann sich den Traum eines flachen Bauches erfüllen.

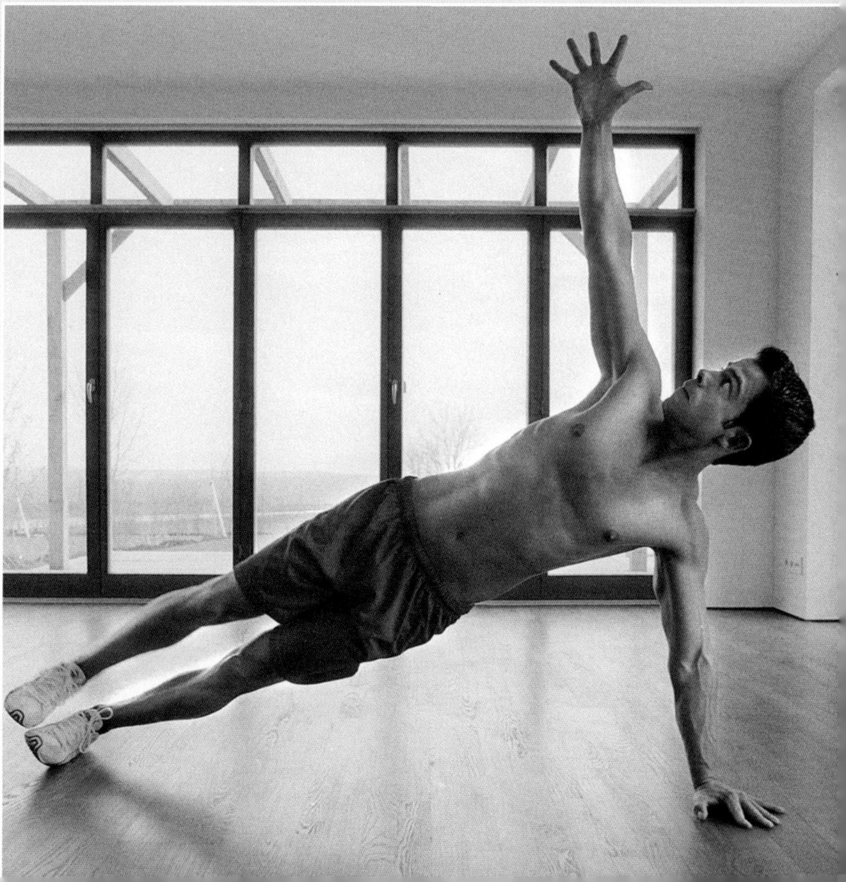

Die Bauchmuskeln im ***Überblick***

Anatomisch betrachtet bedeckt die Bauchmuskulatur im Ganzen die Fläche zwischen dem unteren Brustkorb und dem oberen Beckenrand sowie die Körperseiten bis nach hinten zur Lendenwirbelsäule. Die Muskeln liegen also nicht nur vorne, wie vielleicht viele denken, sondern auch an den Flanken und der Rückseite des Rumpfes. Dieses Muskelsystem, das eine kreuzweise Verspannung der einzelnen Anteile erkennen lässt und damit verschiedene Bewegungen ausführt, setzt sich aus folgenden Muskeln zusammen:

> Gerader Bauchmuskel
> Äußerer schräger Bauchmuskel
> Innerer schräger Bauchmuskel
> Querer Bauchmuskel

Gerader Bauchmuskel – >
Aufbau und Funktion

Der gerade **Bauchmuskel**

Der gerade Bauchmuskel ist etwa 40 cm lang. Er besteht aus zwei Muskelsträngen links und rechts der Medianlinie (Mittellinie des Rumpfes). Jeder Strang ist ca. 7 cm breit. Er entspringt an den Rippenknorpeln und läuft nach unten zum Schambein, wo er mittels einer kräftigen Sehne ansetzt. Im Gesamten besteht er aus acht Muskelbäuchen, welche durch sehnige Querleisten voneinander getrennt sind. Genau genommen wollen wir mit ihm also ein »Eight-Pack« und nicht nur ein »Six-Pack« erreichen.

Die Hauptfunktion des geraden Bauchmuskels besteht darin, in Rückenlage den Rumpf bei fixiertem Becken anzuheben. Je mehr Muskelbäuche wir hierbei aktivieren, desto höher heben wir den Rumpf. Ist dagegen der Rumpf fixiert, hebt er das Becken nach oben an.

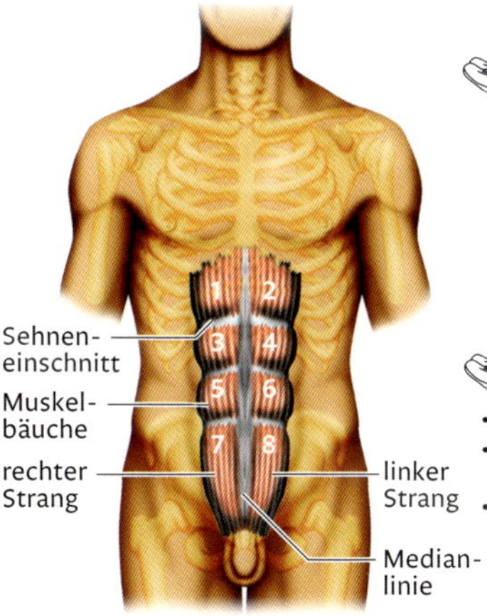

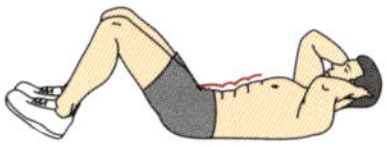

Startposition

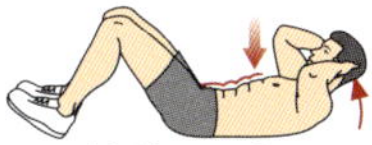

- Hubhöhe gering
- Aktivierung der oberen Muskelbäuche 1+2
- Gewöhnliche Crunches stoppen meist schon hier

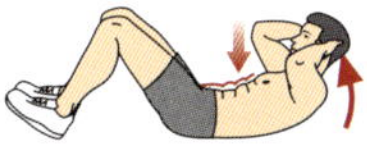

- Hubhöhe mittel
- Aktivierung der mittleren Muskelbäuche 3+4
- Der richtige Schritt in Richtung eines echten »Six-Packs«

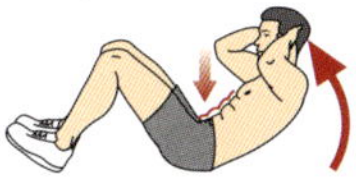

- Hubhöhe hoch
- Aktivierung der Muskelbäuche 5+6
- Lendenwirbelsäule am Boden halten, Becken stabil
- Fersen fest in den Boden drücken

Die schrägen **Bauchmuskeln**

Die äußere schräge liegt über der inneren schrägen Bauchmuskulatur und bedeckt diese fast vollständig. Sie verläuft von den Außenseiten der unteren Rippen zum Becken und zur weißen Linie. Die inneren schrägen Bauchmuskeln verlaufen vom Darmbeinkamm nach oben zu den unteren Rippen und zur weißen Linie.

Werden die schrägen Bauchmuskeln von beiden Körperseiten angespannt, unterstützen sie in ihrer Funktion den geraden Bauchmuskel. Bei den geraden »Basic-Crunches« werden sie also immer mittrainiert. Bei einseitiger Kontraktion neigen bzw. drehen sie den Rumpf auf eine Seite.

v *Schräge Bauchmuskeln – Aufbau und Funktion*

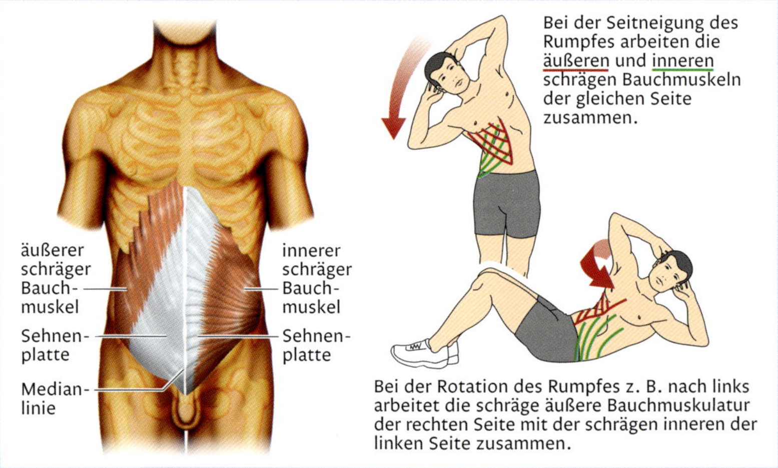

Der quere **Bauchmuskel**

Die quere Bauchmuskulatur wird von der schrägen vollständig bedeckt. Sie bildet die tiefste Schicht aller Bauchmuskeln. Wie eine Bauchbinde verlaufen die Fasern um unsere Taille herum. Dieser Muskel hat hauptsächlich eine stabilisierende und weniger eine bewegende Funktion. Wenn er gut trainiert ist, trägt er wesentlich zur Formung unserer Taille bei. Da er wie ein Korsett wirkt, ist er streng genommen der einzige Muskel, der uns einen flachen Bauch beschert. Besonders aktiv ist er beispielsweise dann, wenn wir husten. Gleich ausprobieren! Merken Sie, wie der Bauch nach innen gezogen wird?

Querer Bauchmuskel – Aufbau und Funktion v

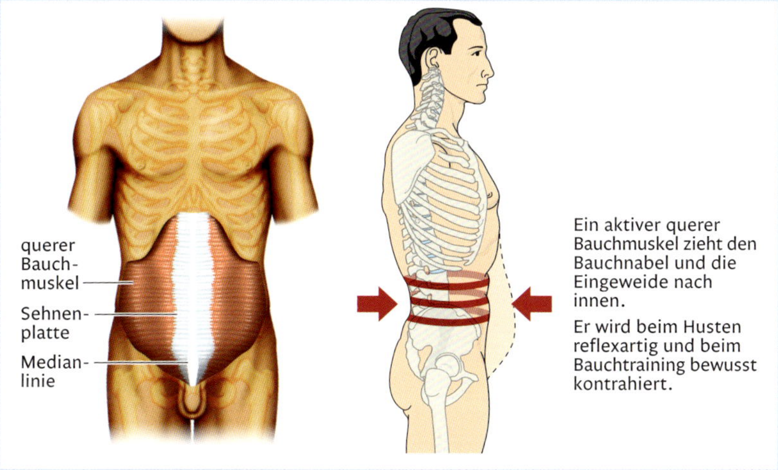

Leichte Wege zum **Six-Pack**

Weg mit den Pfunden und anständig trainieren, muss die Devise jetzt lauten! Werden Sie jetzt schnell auf dreierlei Wegen aktiv:

Ernährungsverhalten

Reduzieren Sie den Fettkonsum! Kochen Sie mit wenig und vor allem hochwertigem Öl, nehmen Sie weniger Butter aufs Brötchen und vergessen Sie nicht, dass uns die so genannten »versteckten Fette« – also die Fette, die wir nicht direkt sehen können – in Wurst, Fleisch oder Schokolade ziemlich zusetzen können. Insgesamt sollte man immer darauf achten, dass man die Menge an Kalorien, die man zu sich nimmt, auch wieder verbraucht.

Alltagsverhalten

Gestalten Sie Ihren Alltag aktiver! Dazu gehört auch, dass man auf Rolltreppen und Aufzüge verzichtet und wann immer möglich die Stockwerke zu Fuß erklimmt. Das erhöht den täglichen Kalorienverbrauch! Und trainiert ganz nebenbei auch die ästhetisch wichtige Bein- und Gesäßmuskulatur.

Trainingsverhalten

Lassen Sie Pfunde schmelzen mit regelmäßigen, nicht zu langen, aber knackigen Ausdauertrainingseinheiten. Dies verbrennt eine Menge Kalorien und wird Sie Ihrem Lieblingsbauch mit jeder Trainingseinheit ein Stückchen näher bringen.

Das Geheimnis des ***flachen Bauches***

Ein flacher Bauch und eine schmale Taille lassen den Körper athletisch erscheinen. Einzig der quere Bauchmuskel ist hierfür verantwortlich. Er schnürt uns quasi zusammen, als würden wir ein Korsett tragen. Zusätzlich dürfen die restlichen Bauchmuskeln nicht zu massiv ausgebildet sein. Natürlich müssen sie straff und »sehnig« sein, aber eben nicht zu sehr auftragen, da sonst der »Zusammenschnür-Effekt« des queren Bauchmuskels keine sichtbare Wirkung zeigt.
Den Trick des flachen Bauches verrate ich Ihnen hier. Machen Sie Folgendes genau jetzt, egal wo Sie sich befinden: Wenn Sie gleich ausatmen, ziehen Sie den Bauchnabel so fest Sie können nach innen und ein Stück nach oben. Mit dieser Anspannung aktivieren Sie den queren Bauchmuskel (und auch die Beckenbodenmuskulatur). Wenn Sie das in Zukunft bei allen oder bei einem Teil Ihrer Bauchmuskelübungen tun, und zwar jedes Mal, bevor die tatsächliche konzentrische Übungsbewegung vollzogen wird, dann ist ein flacher Bauch nicht mehr weit entfernt.

Richtig **trainieren**

Wer kontinuierlich trainiert und seinem Training genügend Aufmerksamkeit schenkt, wird mit einem flachen Bauch, einer schmalen Taille und einem attraktiven Six-Pack belohnt. Doch man muss schon etwas tun. Hier einige Möglichkeiten, wie Sie Ihr Bauchtraining am besten in den Trainingsalltag integrieren:

> »Eingeschobene Sätze« – nach jedem Satz für einen anderen Muskel erfolgt unmittelbar ein Satz für die Bauchmuskulatur.

> Beim typischen »Stationstraining«, bei dem alle Muskeln separat und nacheinander trainiert werden, setzen Sie das Bauchtraining an den Anfang oder das Ende der Trainingseinheit.

> Jeder dritte oder vierte Trainingstag wird Ihr spezieller »Bauchtag«, alle anderen Muskeln haben Pause.

Führen Sie jeden Trainingssatz für den Bauch mit 10–15 Wiederholungen durch. Hierbei ist es wichtig, dass niemals mit Schwung trainiert wird. Langsame und konzentrierte Bewegungen erhöhen den Trainingseffekt! Schaffen Sie mehr als 15 Wiederholungen, sollten Sie Übungen des nächsten Schwierigkeitsgrades ausprobieren und wieder mit 10 Wiederholungen beginnen. Bewegung und Atmung fügen sich stets harmonisch ineinander.

leichte Übung ●○○
mittelschwere Übung ●●○
schwere Übung ●●●

Allgemeiner **Trainingsaufbau**

Jede Trainingseinheit, ganz gleich, ob heute Ihr spezieller »Bauchtag« ist oder ob Sie das Bauchtraining in Ihren sonst üblichen Trainingsalltag einfließen lassen, beginnt mit einem kurzen allgemeinen Warm-up. 10 Minuten lockeres Radfahren oder Laufen sind gut geeignet. Anschließend folgt der Hauptteil, also das tatsächliche Workout für Ihre Muckis. Das anschließende Cool-down ist ein wichtiger Teil des Trainings – vergleichbar mit dem Abspann eines guten Films. Hierfür steigen Sie bestenfalls noch einmal für 5 Minuten aufs Rad und dehnen im Anschluss diejenigen Muskeln, die im Training belastet wurden.

Fett weg oder **Muskelaufbau?**

Viele Untersuchungen bezüglich der Energiebereitstellung von Fetten und Kohlehydraten haben gezeigt, dass Personen, die ihren Fettstoffwechsel auf Touren bringen wollen, gut beraten sind, wenn sie das Ausdauertraining vor das Krafttraining legen. Wer seinen Schwerpunkt beim Krafttraining und Muskelaufbau sieht, trainiert seine Ausdauer nach dem Muskel-Workout.
Eine aktuelle Studie macht dieses Grundprinzip so einfach wie logisch: Man beginnt beim Fitnesstraining immer mit dem Teil, der dem Haupttrainingsziel gewidmet ist. Das Nebentrainingsziel wird angehängt. Probieren Sie dieses Prinzip doch einfach einige Wochen aus. Sie werden sehen – es funktioniert.

Die Top 10 der **Trainingsregeln**

1 Trainieren Sie nicht mit vollem Magen. Wer Hunger hat, isst eine Banane oder einen Energieriegel kurz vor dem Training.

2 Eine Grundregel lautet: Trinken Sie für jede Stunde Fitnesstraining mindestens einen Liter Wasser oder Apfelschorle.

3 Beginnen Sie Ihr Training immer mit einem Warm-up und beenden Sie es sinnvoll mit einem Cool-down.

4 Legen Sie Ihre Trainingsziele fest und absolvieren Sie nur Übungen, die Ihrem Leistungsstand entsprechen. Vermeiden Sie körperliche Überforderung!

5 Führen Sie alle Übungen stets ohne Schwung aus! Trainieren Sie konzentriert, mit langsamen Bewegungen und im Fluss einer kontinuierlichen Atmung.

6 Trainieren Sie Zeit sparend und effektiv! Lassen Sie sich nicht ablenken. Zum Plaudern ist ein gemütliches Café besser geeignet als der Trainingsort.

7 Für ein erfolgreiches Bauch-Workout müssen alle Anteile der Bauchmuskulatur im richtigen Verhältnis beansprucht werden. Schwerpunkte können phasenweise gesetzt werden.

8 Erhöhen Sie die Trainingsintensität zuerst über die Wiederholungen. Erst dann folgen Übungen mit einem höheren Schwierigkeitsgrad.

9 Achten Sie stets auf eine korrekte Übungstechnik. Sie gewährleistet, dass Sie sich nicht verletzen und das Training unterbrechen müssen.

10 Denken und trainieren Sie langfristig. Planen und organisieren Sie sinnvoll. Mit dem Hau-Ruck-Verfahren erzielt niemand Erfolge. Dennoch müssen Sie eifrig sein. Nur »ein bisschen« Training genügt nicht. Wichtig: Nur in den Regenerationsphasen passt sich der Körper dem vorangegangenen Training an!

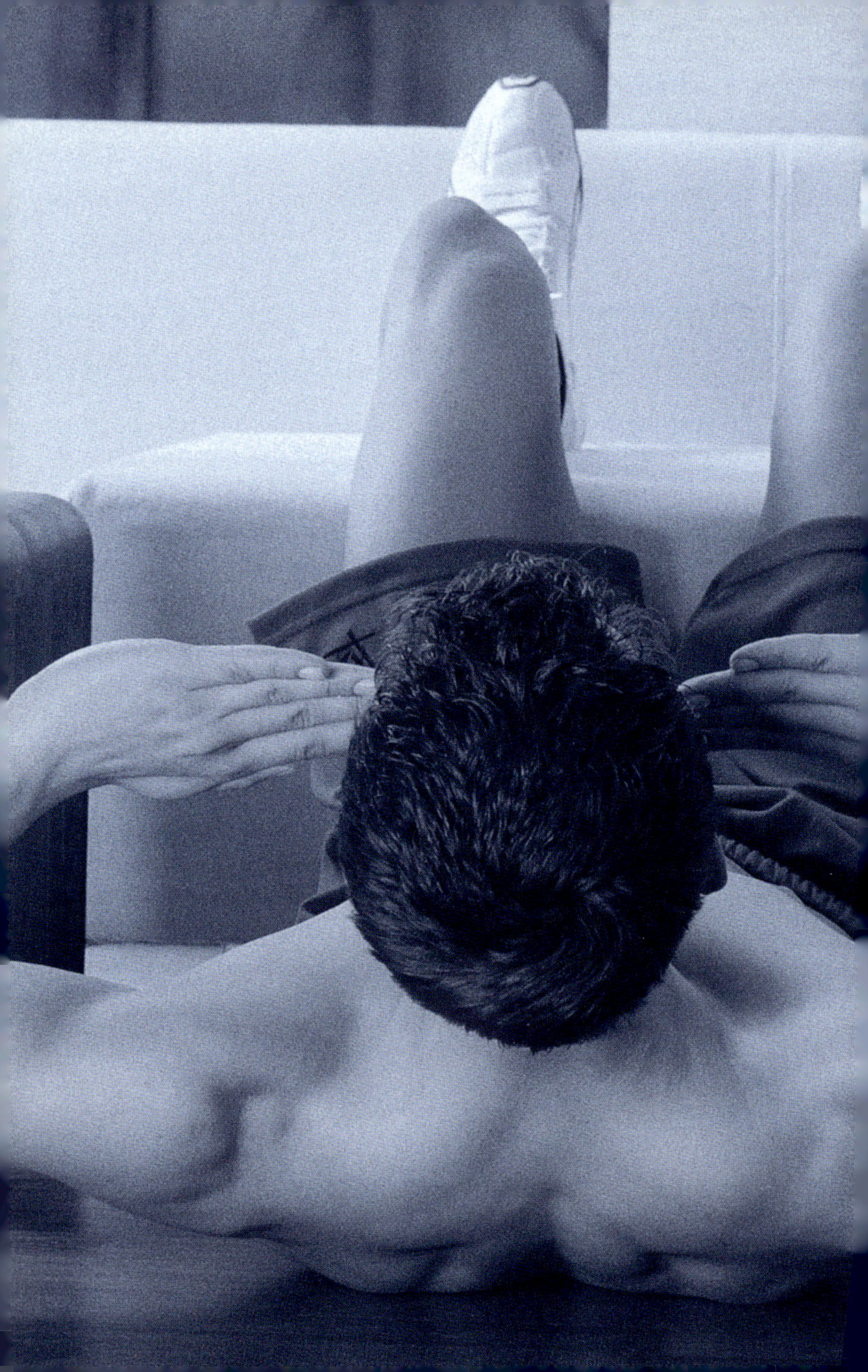

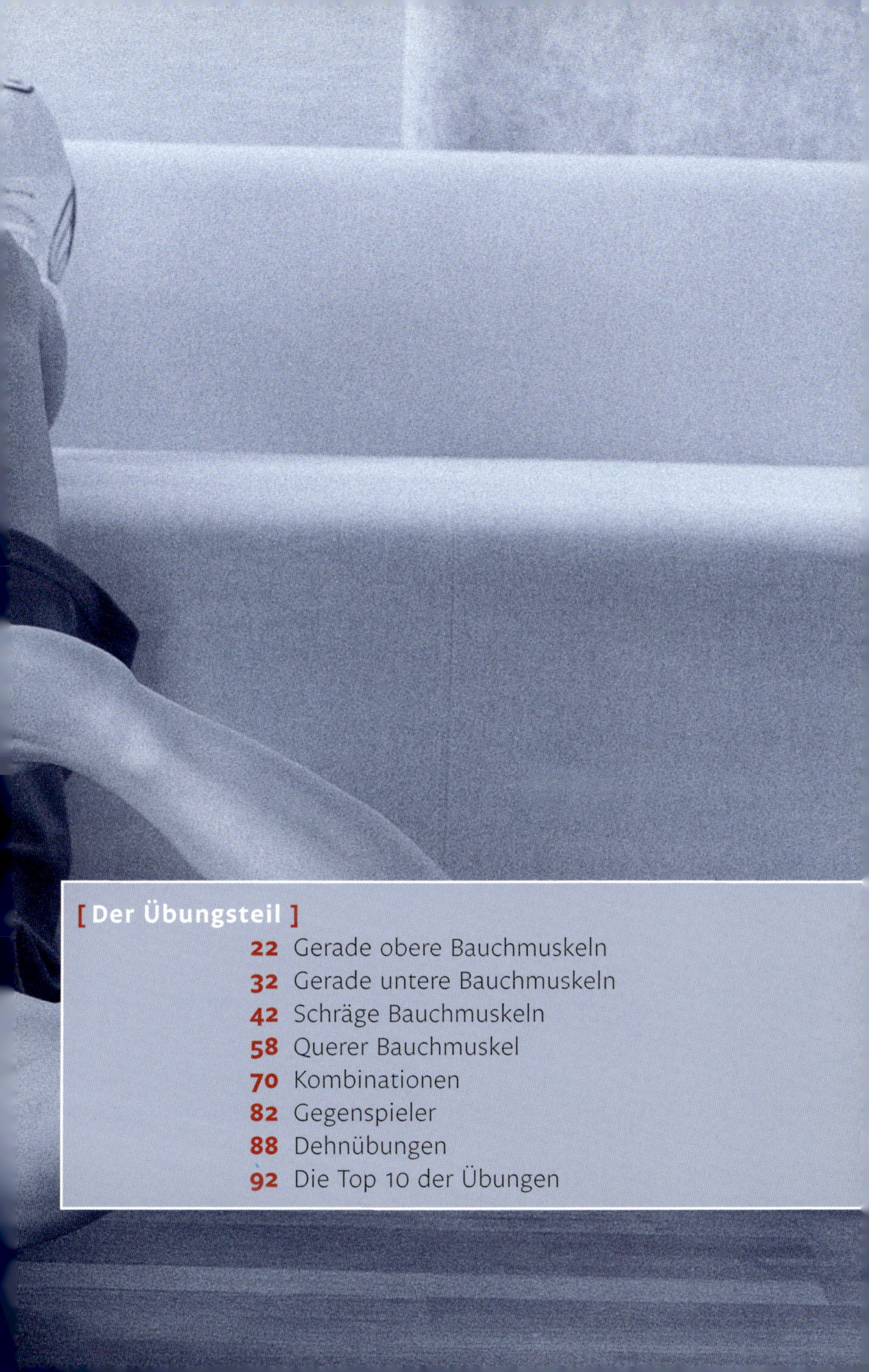

[Der Übungsteil]

Gerade obere **Bauchmuskeln**

Jetzt sind wir der »Riffelung« des Bauches auf der Spur. Bei allen geradlinig ausgeführten Crunches ist es wichtig, dass man unterschiedliche Arbeitshöhen des Rumpfes vollzieht. Wer seinen Rumpf immer nur ein bisschen hebt, trainiert nur die oberen zwei bis vier Muskelbäuche. Wer ein echtes Six-Pack anstrebt, muss variieren und auch mal in höhere Sphären streben.

Towel-Crunch ●○○

1

> In Rückenlage liegen Sie auf einem großen Handtuch, die oberen Ecken mit den Händen gefasst, die Beine aufgestellt. Zehen zeigen zur Decke.

> Handtuch, Kopf und Schultern ein wenig anheben, der Kopf liegt entspannt auf dem Handtuch.

> Mit dem Ausatmen Bauch anspannen und das Brustbein weiter nach oben Richtung Decke ziehen, Kopf entspannt lassen, Lendenwirbelsäule auf den Boden drücken. Mit dem Einatmen langsam senken.

Profi-Tipp

Führen Sie drei Sätze mit jeweils unterschiedlicher Hubhöhe des Rumpfes durch. Je höher Sie den Rumpf heben, desto mehr werden auch die sonst vernachlässigten Muskelbäuche aktiviert. Gilt für alle Übungen!

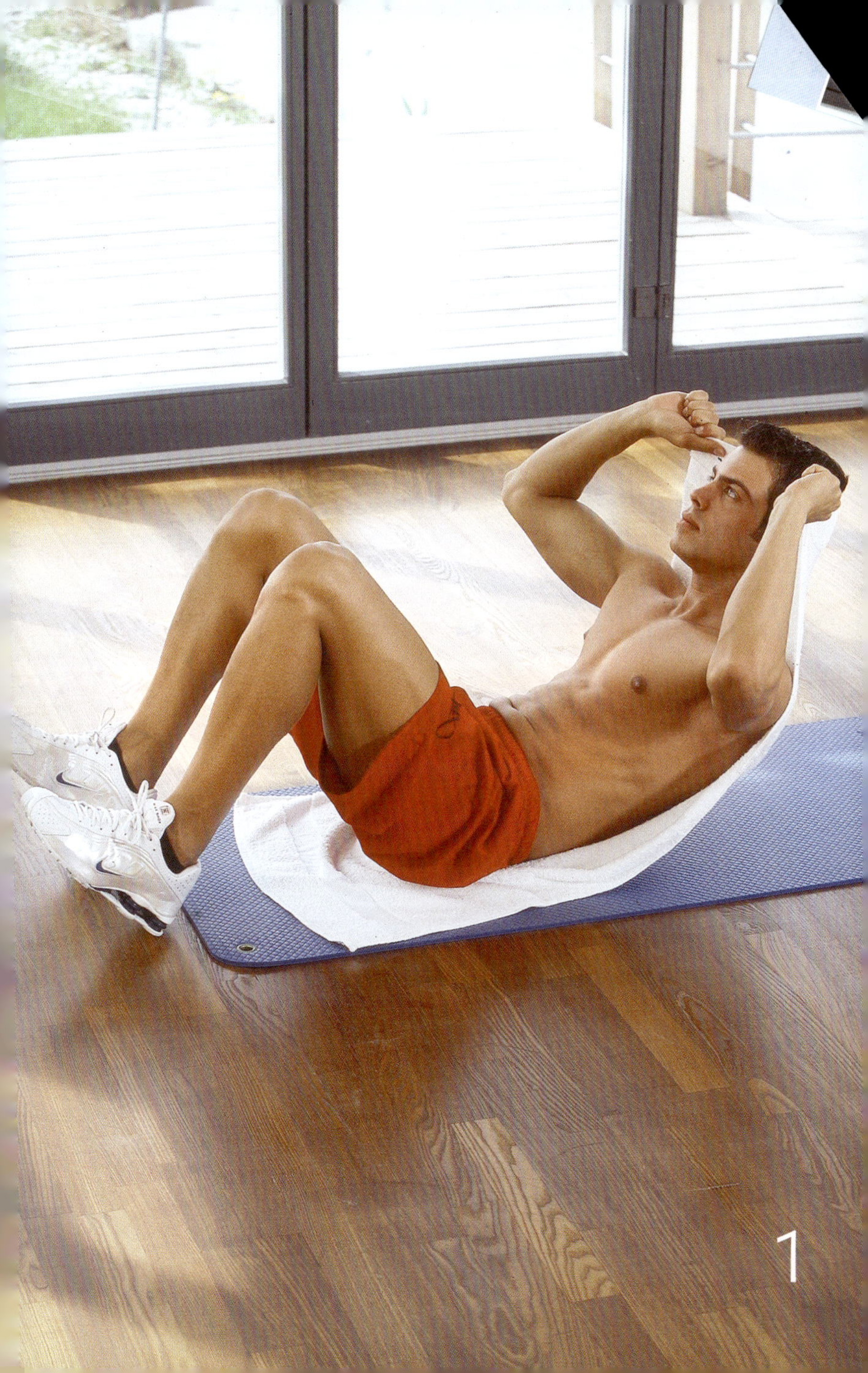

1

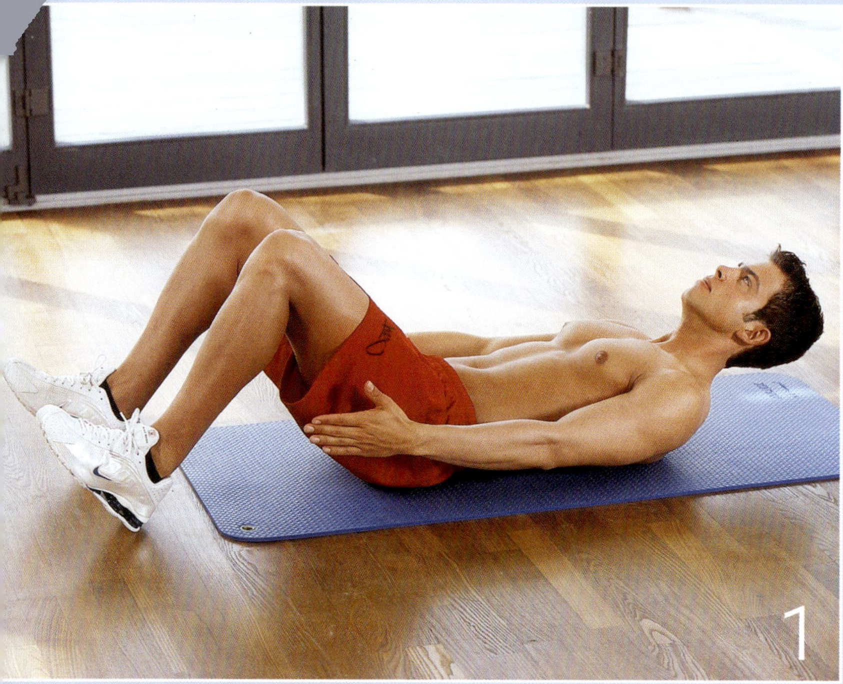

Basic-Crunch ●○○

1 > In Rückenlage Beine aufstellen, Fersen in den Boden drücken und Zehenspitzen zur Decke.
> Arme und Handflächen eng am Rumpf, Daumen nach oben drehen, Nacken lang halten.

Variationsübung

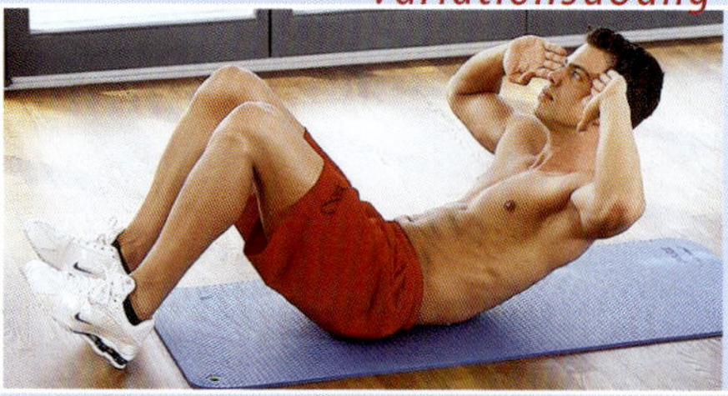

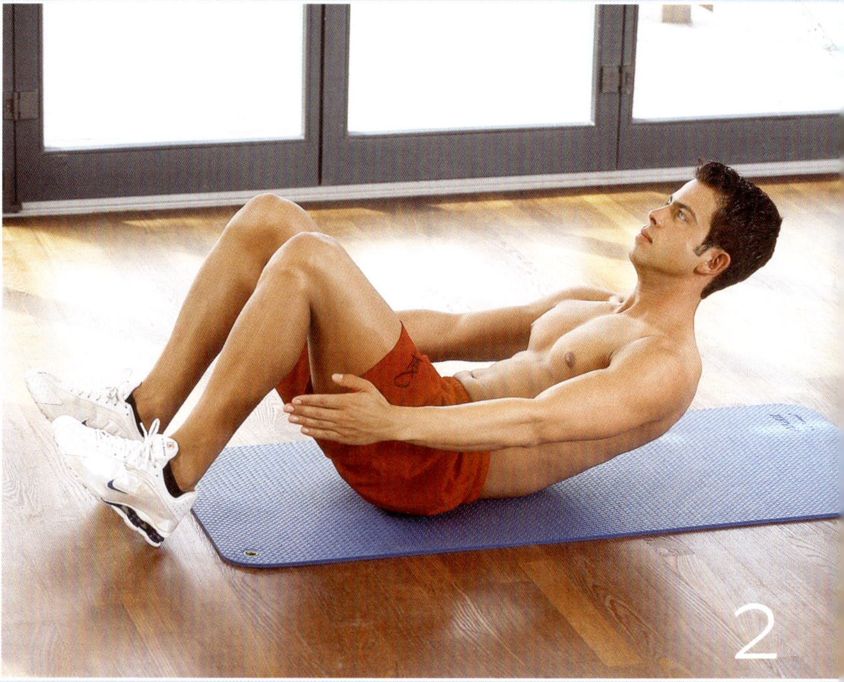

2

> Mit dem Ausatmen Kopf und Schulterblätter weiter vom Boden abheben.

> Legen Sie den Fokus während der Aufwärtsbewegung auf das Brustbein, das zur Decke gezogen werden soll. Anschließend langsam absenken, jedoch nicht ganz ablegen.

Mit den Händen am Kopf

Die Übung wird etwas schwieriger, wenn die Hände an die Schläfen gelegt werden. Ellbogen bleiben weit geöffnet. Führen Sie unterschiedliche Hubhöhen durch, um die einzelnen Muskelbäuche des geraden Bauchmuskels zu aktivieren.

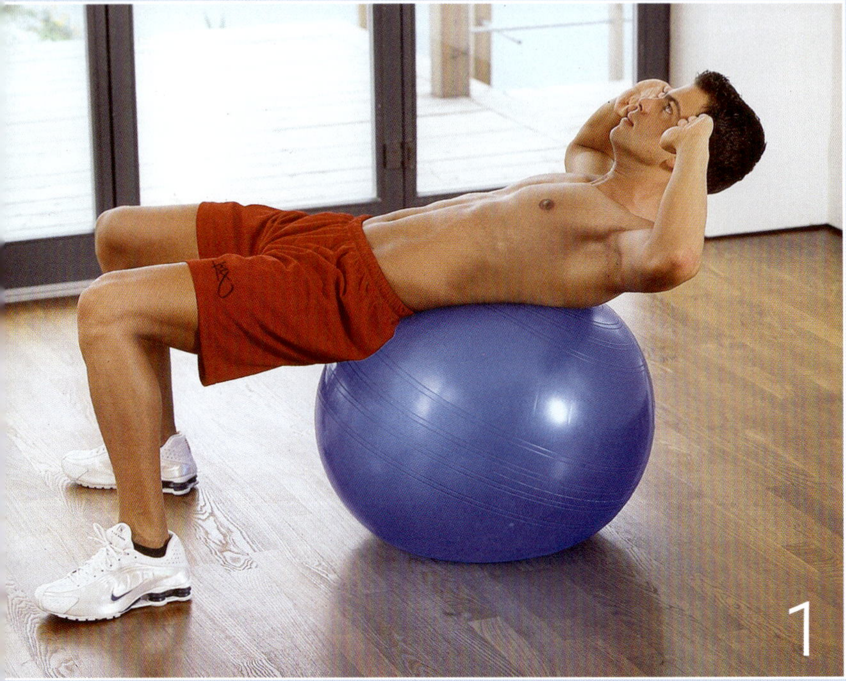

Ball-Crunch ●●○

1 > Legen Sie sich so auf einen großen Fitball, dass dieser bis knapp unter die Schulterblätter reicht.
> Beine rechtwinklig und schulterbreit, Füße sicher auf dem Boden positionieren.
> Nehmen Sie die Hände seitlich an die Schläfen und halten Sie die Ellbogen weit geöffnet.

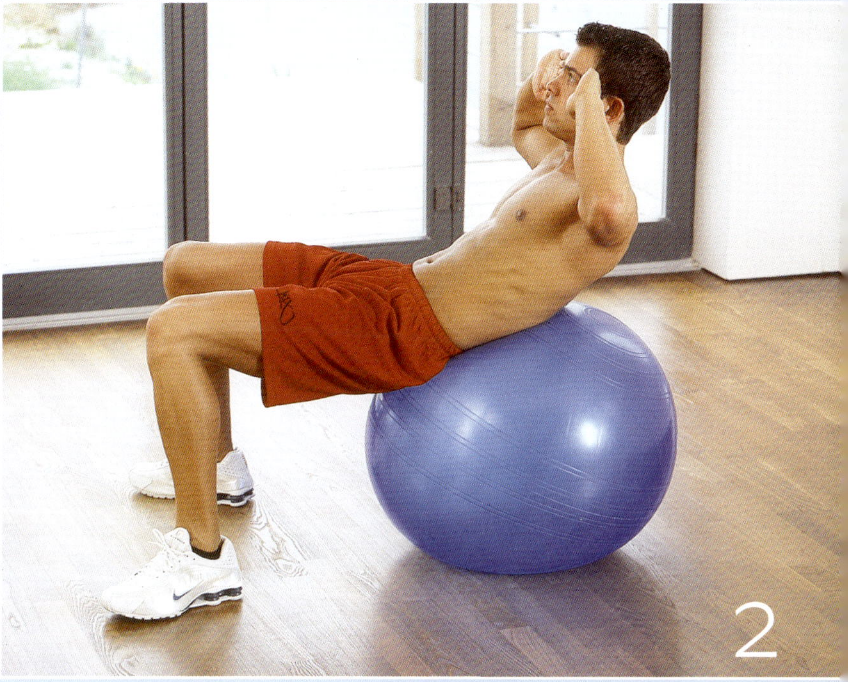

2 > Mit dem Ausatmen die Bauchmuskeln anspannen und den Rumpf so heben, dass sich die unteren Rippen des Brustkorbes dem Becken nähern.

> Anschließend langsam einatmen und in die Ausgangsposition zurück.

Technik-Info

Führen Sie die Übung langsam und kontrolliert durch. Der Ball sollte sich so wenig wie möglich seitlich hin und her bewegen. Die Lendenwirbelsäule und der obere Bereich des Gesäßes haben stets Kontakt mit der Balloberfläche.

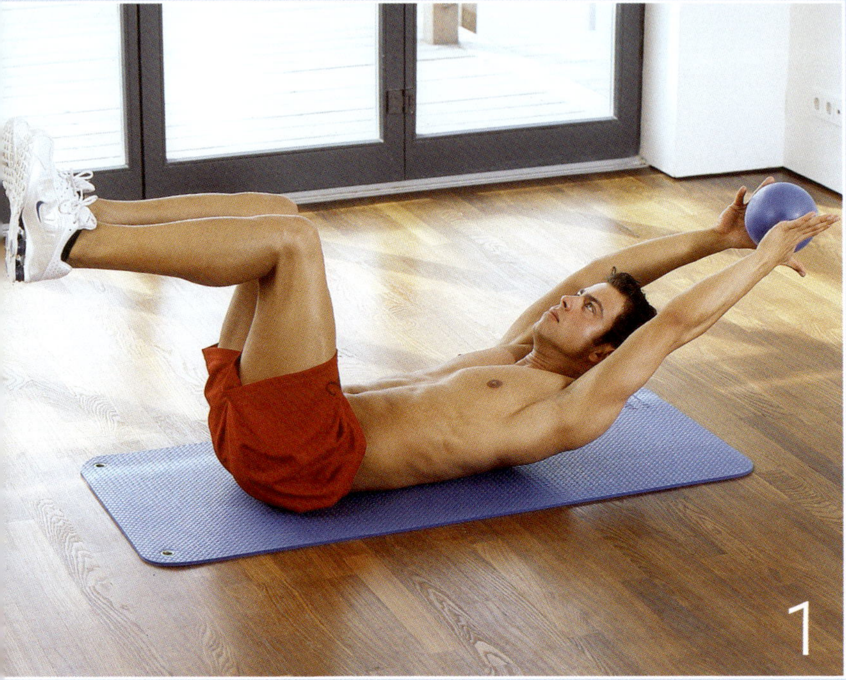

Ball Hand over ●●○

1 > In Rückenlage heben Sie die Beine rechtwinklig über die Hüften an, Zehenspitzen anziehen.
> Halten Sie einen kleinen Ball mit beiden Händen und nach hinten gestreckten Armen.

Variationsübung

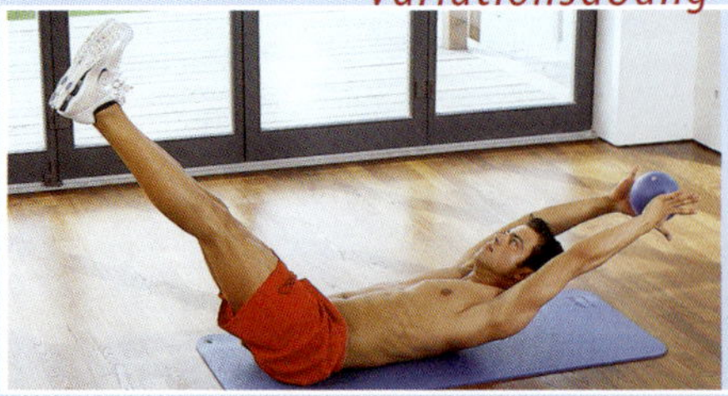

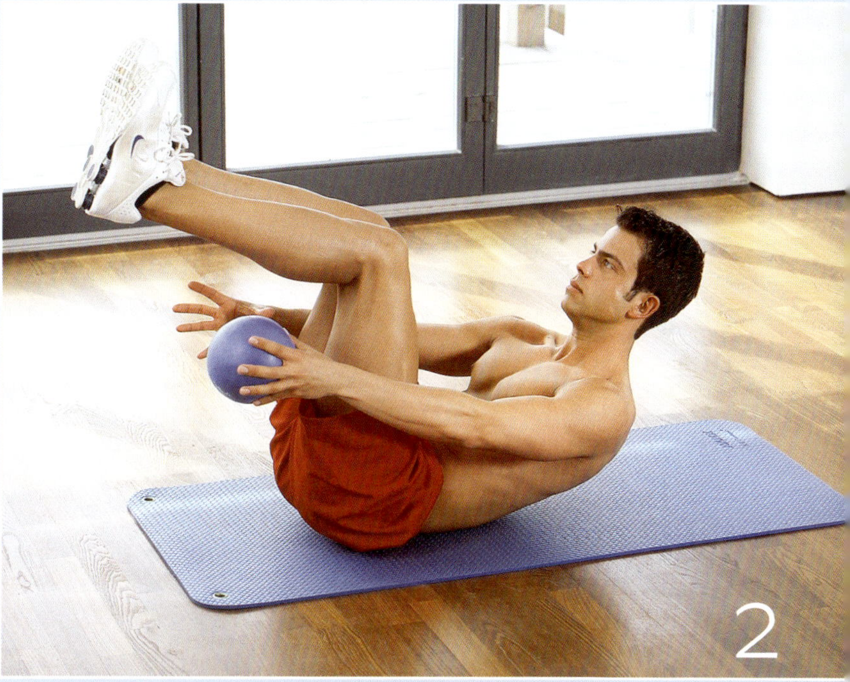

2 > Mit dem Ausatmen den Rumpf anheben und den Ball hinter den Oberschenkeln von einer Hand in die andere übergeben. Hierbei die Knie nicht zum Brustkorb anziehen.

> Mit dem Einatmen Rumpf etwas absenken, Arme nach hinten strecken, Ball in die andere Hand weiterreichen.

> Im ersten Satz den Ball nach links laufen lassen, im nächsten Satz rechts herum.

Mit gleichzeitiger Beinstreckung

Erweitern Sie die Bewegung, indem Sie zusätzlich die Beine diagonal nach vorne/oben ausstrecken, wenn der Ball über dem Kopf in die andere Hand abgegeben wird. Lendenwirbelsäule fest am Boden halten. Nur für Profis empfohlen!

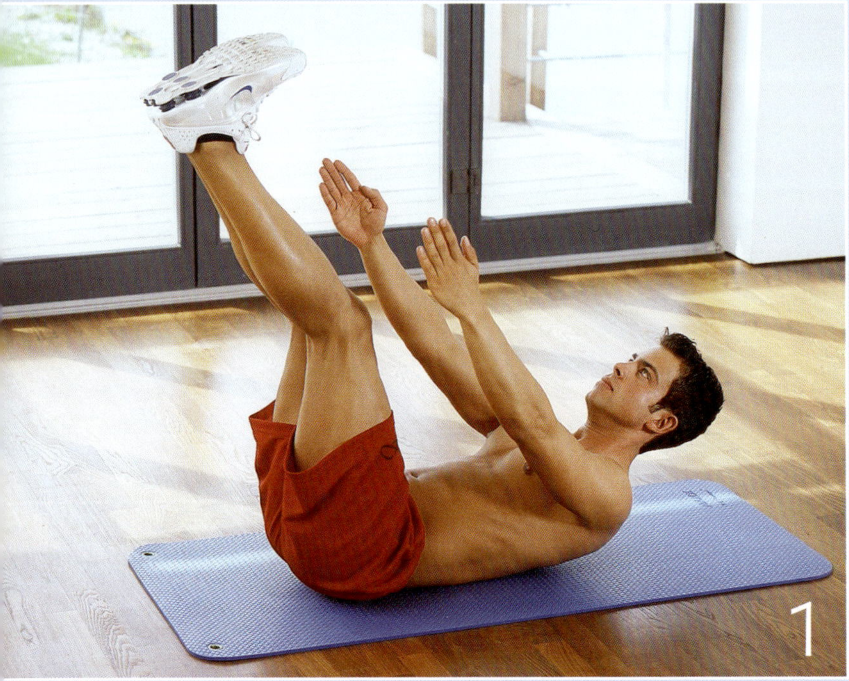

Straight Leg-Crunch ●●○

1 > In Rückenlage die Beine fest nach oben zur Decke strecken, Zehenspitzen anziehen.
> Kopf anheben und die Arme nach oben in Richtung Füße ausstrecken.

Variationsübung

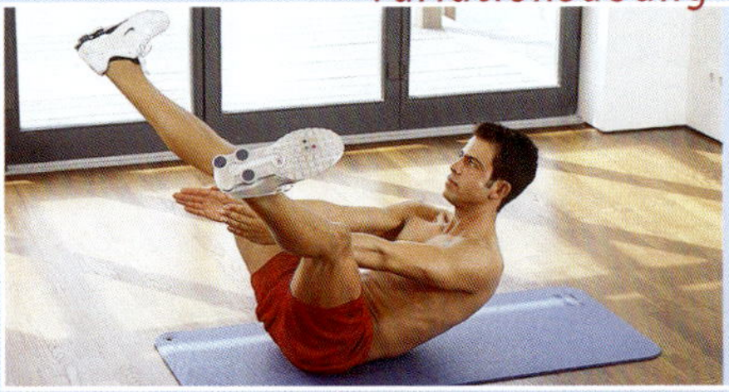

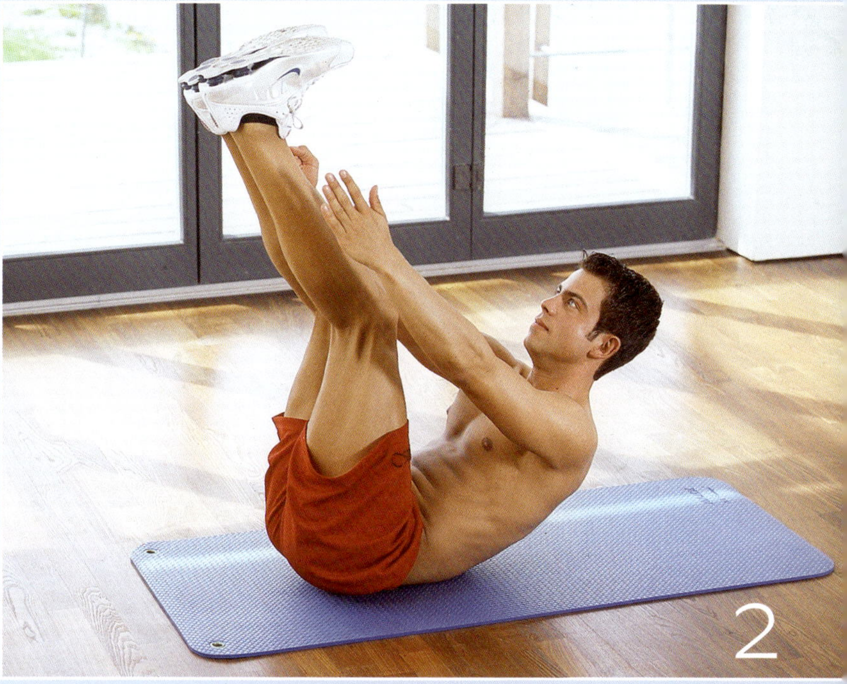

2

> Ausatmen, Rumpf heben und die Hände in Richtung der Füße ziehen.

> Becken stabil am Boden halten, Beine gestreckt lassen, Schultern nicht zu den Ohren ziehen.

> Anschließend langsam in die Startposition zurück.

Open Leg-Crunch

Beim Ausatmen die Beine seitlich zur Grätsche öffnen und die Arme zwischen die Beine ziehen. Unterschiedliche Hubhöhen trainieren die verschiedenen Anteile des geraden Bauchmuskels. Beim Senken des Rumpfes die Beine wieder schließen.

Gerade untere Bauchmuskeln

Dieser Bereich ist oft die Problemzone. Während die oberen Anteile des geraden Bauchmuskels häufig besser trainiert sind, scheinen die unteren nicht so richtig zu wollen. Nachfolgende Übungen werden Ihre Resultate verbessern.

Reverse-Crunch ●○○

1

> Liegen Sie rücklings auf dem Boden, die Arme seitlich am Rumpf, Handflächen nach unten.

> Die Beine sind rechtwinklig angehoben, die Knie befinden sich über den Hüften.

> Mit dem Ausatmen nutzen Sie die unteren Bauchmuskeln, um das Becken anzuheben und den Rumpf von unten her etwas hochzurollen. Die Knie bewegen sich hierbei in Richtung des Brustkorbs.

> Anschließend das Becken langsam wieder absenken. Das Gesäß nicht kraftlos auf den Boden fallen lassen.

Technik-Info

Versuchen Sie so wenig wie möglich mit den Armen zu helfen. Schultern und Nacken locker lassen. Je weniger Schwung Sie einsetzen, desto intensiver trainieren Sie die unteren Bauchmuskeln.

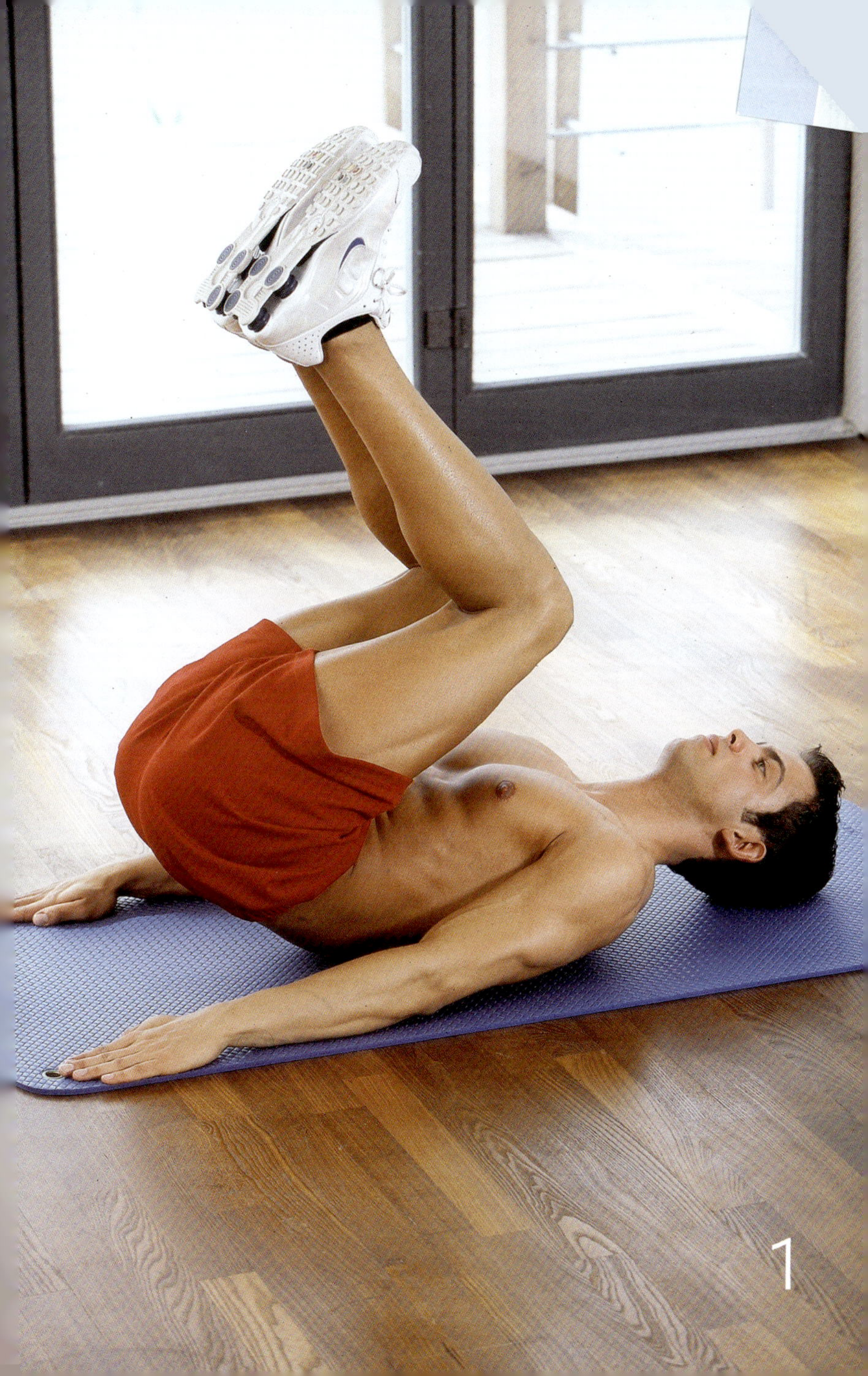

1

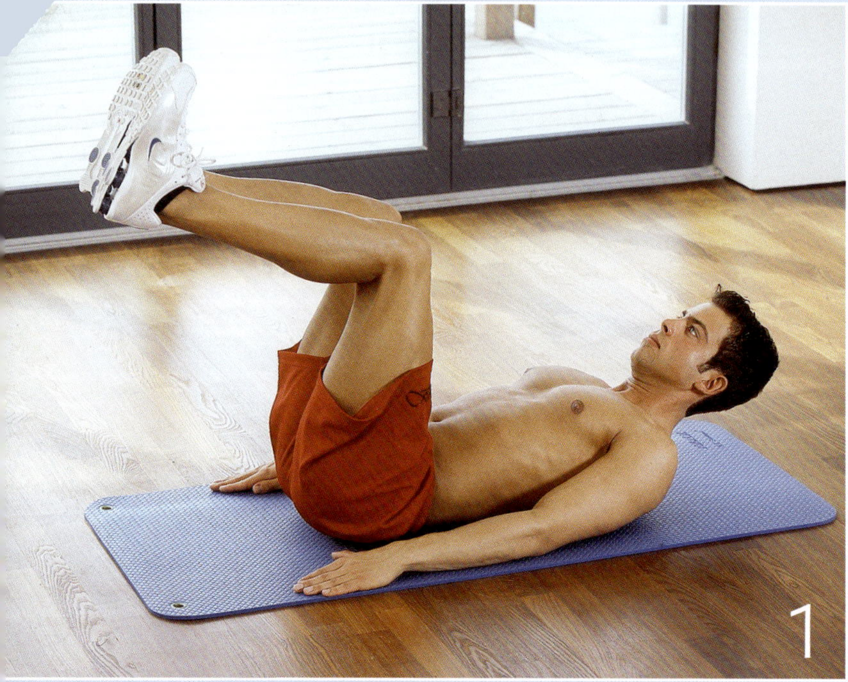
1

Bicycle ●●○

1 > Legen Sie sich auf den Rücken und heben Sie Kopf und Schultergürtel so weit an, dass die Schulterblätter den Boden nicht mehr berühren.

> In der Startposition heben Sie zunächst beide Beine rechtwinklig an. Die Fußspitzen anziehen.

> Die Arme sind seitlich abgelegt, die Hände gegen den Boden gedrückt und der Rumpf stabil.

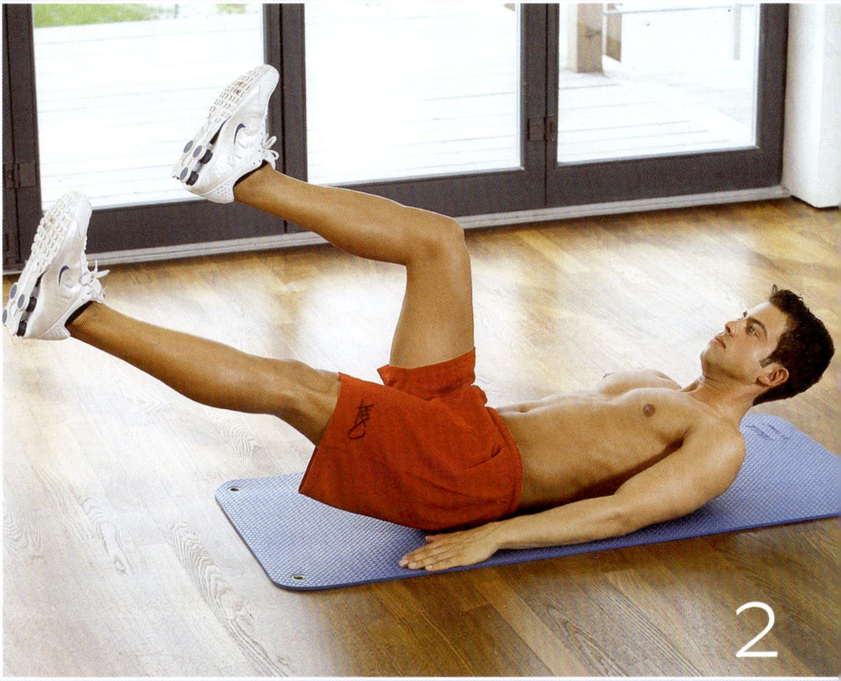

2 > Mit dem Ausatmen strecken Sie ein Bein möglichst kraftvoll nach vorne durch, als würden Sie eine Kiste wegschieben.

> Einatmen und wieder anziehen.

> Ausatmen und das andere Bein nach vorne schieben. Während dieser Bewegungen bleibt der Schultergürtel vom Boden abgehoben.

Tipp für Einsteiger

Führen Sie mit den Beinen keine schnellen Stoßbewegungen durch, sondern kraftvolle Schiebebewegungen. Wenn der untere Rücken nicht fest am Boden bleibt, die Beine mehr nach oben statt in die Waagerechte drücken.

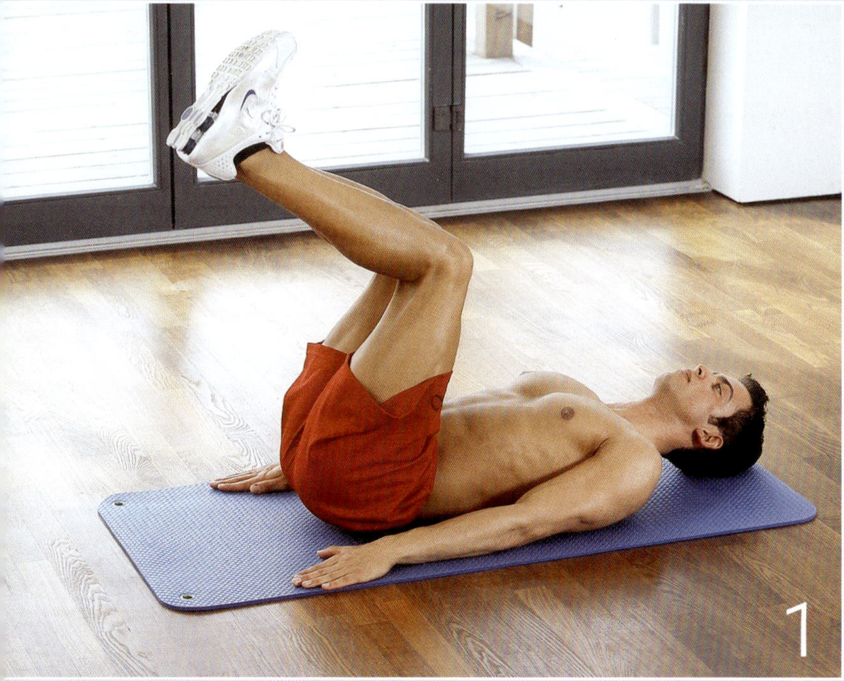

Hip-Kicks ●●○

1 > In Rückenlage die Beine angewinkelt anheben und die Arme seitlich neben dem Körper auf den Boden legen.

> Nacken und Schultern sind entspannt, der Kopf abgelegt.

Variationsübung

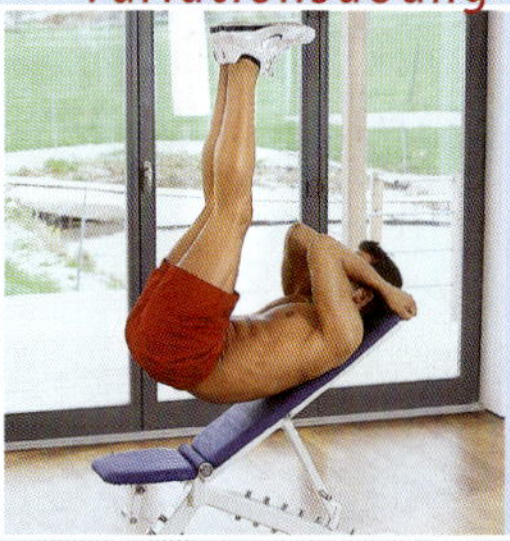

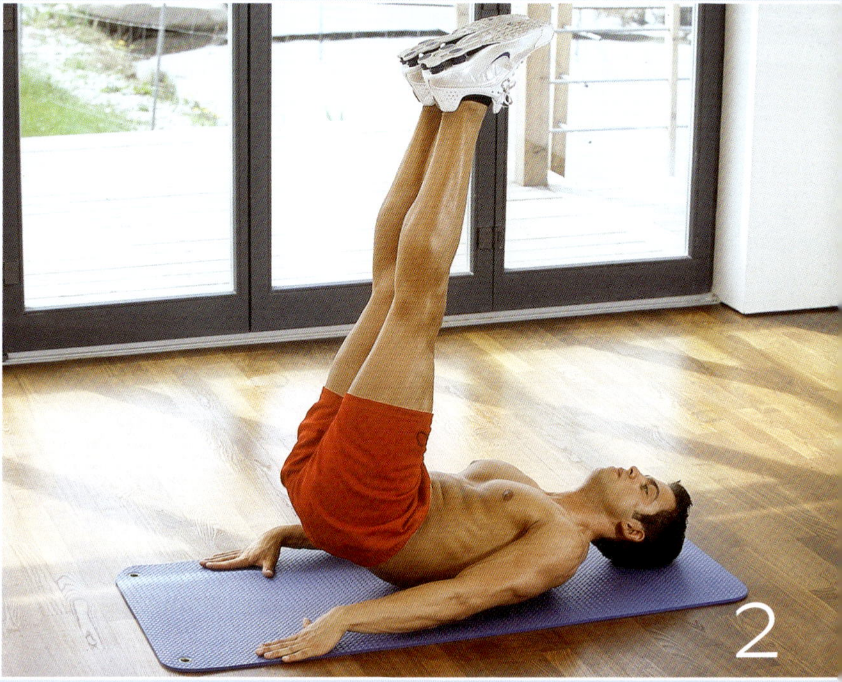

2 > Mit dem nächsten Ausatmen Bauchmuskeln aktivieren, Beine strecken. Wenn die Beine gestreckt sind, das Becken einige Zentimeter vom Boden abheben.

> Beim folgenden Einatmen in umgekehrter Reihenfolge in die Ausgangsposition zurückgehen, also zuerst das Becken kontrolliert senken und dann die Beine beugen.

Straight Leg Hip-Kicks

Die Übung wird schwieriger, wenn während des gesamten Bewegungsablaufs die Beine ständig gestreckt bleiben. Die gleiche Übung kann man wesentlich intensiver gestalten, wenn sie auf einem schrägen Bauchbrett oder einer Schrägbank durchgeführt wird.

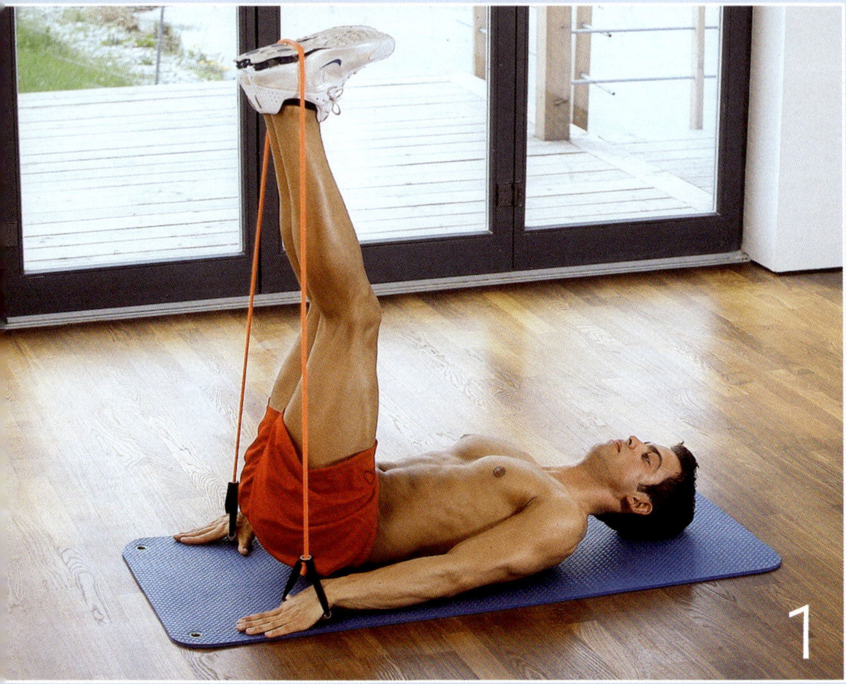

Hip-Kicks mit Exertube ●●●

1 > In Rückenlage die Beine gestreckt zur Decke heben, Fußspitzen anziehen und die Arme neben dem Körper auf den Boden legen.

> Legen Sie ein Exertube über die Fußsohlen und halten Sie die Griffe mit beiden Händen am Boden fest. Nacken und Schultern sind entspannt, der Kopf ist abgelegt.

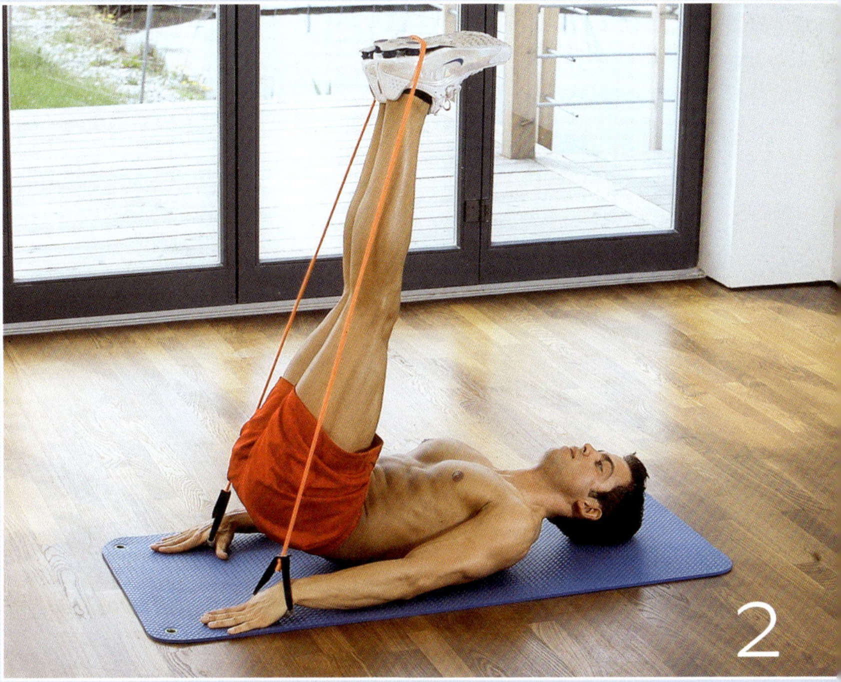

2 > Mit dem nächsten Ausatmen Bauchmuskeln aktivieren und das Becken mit der Kraft der unteren Bauchmuskeln einige Zentimeter vom Boden abheben.
> Anschließend das Becken kontrolliert senken.

Profi-Tipp

Verwenden Sie ein stärkeres Tube, um die Intensität weiter zu erhöhen. Zusätzlich kann die quere Bauchmuskulatur aktiviert werden, wenn vor dem Hüftheben der Bauchnabel fest nach innen gezogen wird.

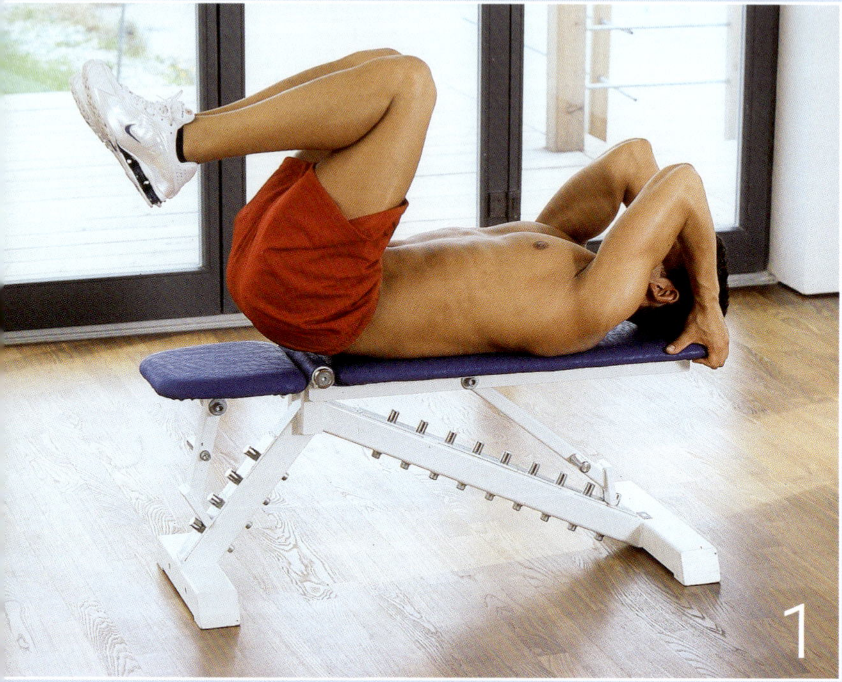

Reverse-Crunch mit Bank ●●●

1 > Legen Sie sich mit dem Rücken auf eine flache Trainingsbank, der Kopf ist abgelegt.

> Heben Sie die Beine angewinkelt über das Becken und greifen Sie die Polsterkante seitlich in Höhe des Kopfes.

> Drücken Sie bereits in dieser Position den unteren Rücken bewusst auf die Liegefläche der Bank.

> Mit dem Einatmen senken Sie nun die im Hüftgelenk angewinkelten Beine ein Stück in Richtung des Bodens.

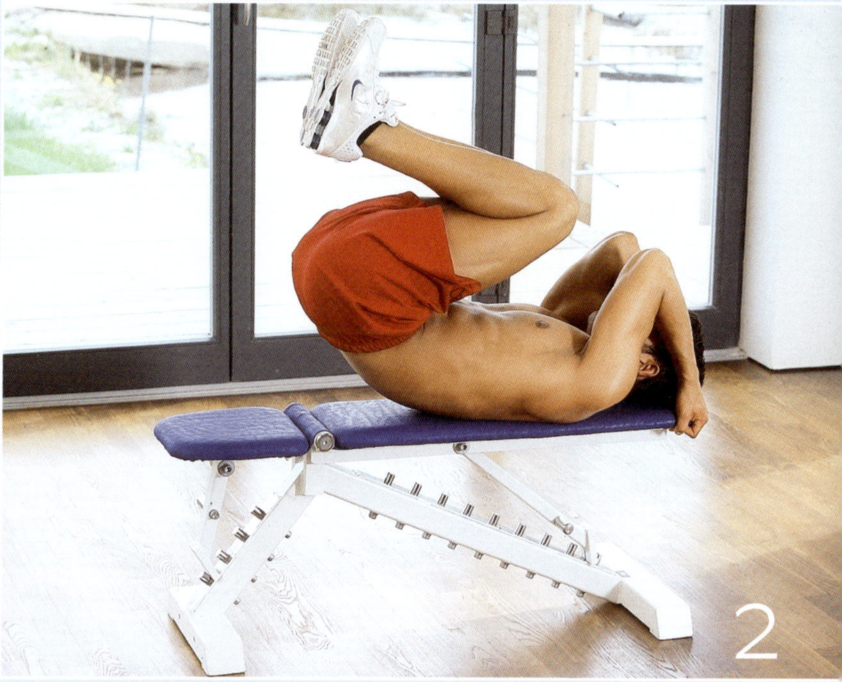

2 > Mit dem nächsten Ausatmen heben Sie beide Beine gleichzeitig wieder an.
> Befinden sich die Knie über dem Bauch, heben Sie in einem kontinuierlichen Bewegungsfluss auch das Becken und den unteren Rücken vom Polster ab und bringen somit die Knie über den Brustkorb.
> Anschließend langsam und kontrolliert in die Ausgangsposition zurück. Kein Hohlkreuz machen!

Technik-Info

Konzentrieren Sie sich vollends auf die untere Bauchmuskulatur. Senken Sie die Beine nur soweit ab, wie der untere Rücken fest auf der Liegefläche haften bleibt. Wenn er sich löst, müssen Sie den Bewegungsablauf in diese Richtung etwas reduzieren.

Schräge Bauchmuskeln

Die äußeren und inneren schrägen Bauchmuskeln arbeiten stets gegengleich zusammen. Obwohl sie den geraden Bauchmuskel bei allen Übungen unterstützen, sind sie vor allem für Dreh- bzw. Rotationsbewegungen verantwortlich. Wer sich beim Training konzentriert, kann die schrägen Bauchmuskeln besonders intensiv aktivieren. Wichtig: ohne Schwung trainieren!

Seitbeugen ●○○

1

> Stehen Sie stabil und halten Sie in der rechten Hand eine Kurzhantel. Die linke Hand ist an der Schläfe.

> Mit dem Einatmen den Rumpf in der Taille auf die Hantelseite neigen.

> Mit dem Ausatmen ziehen Sie den Rumpf auf die andere Seite, sodass sich der linke Ellbogen etwas in Richtung Boden bewegt.

Tipp für Einsteiger

Machen Sie nicht den Fehler, dass Sie in jede Hand eine Trainingshantel nehmen. Die Gewichte würden sich gegenseitig aufheben. Da der Bewegungsradius in dieser Ebene ziemlich eingeschränkt ist, sollte er nicht mit Gewalt oder auf Kosten einer korrekten Trainingstechnik und Haltung erhöht werden.

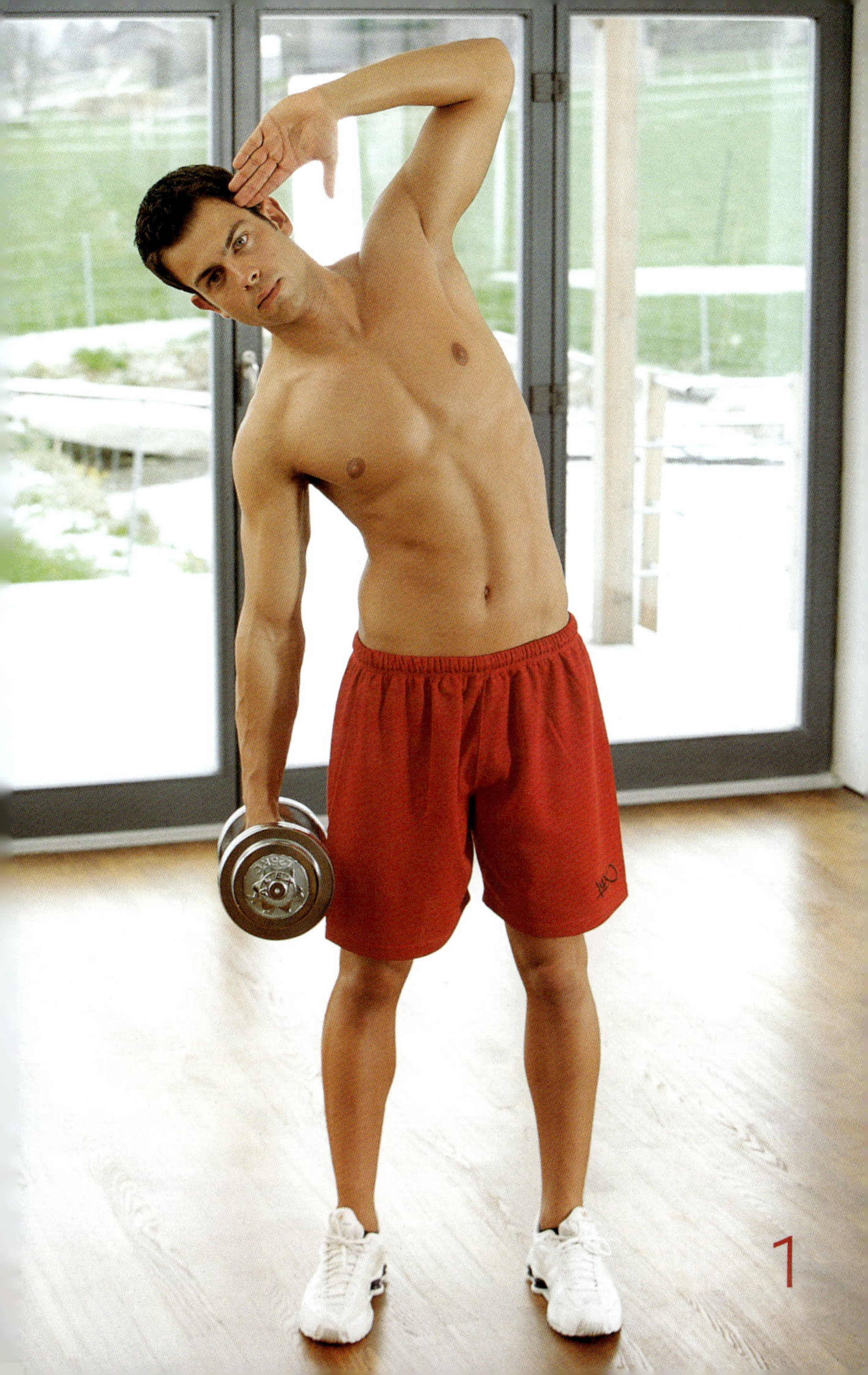

1

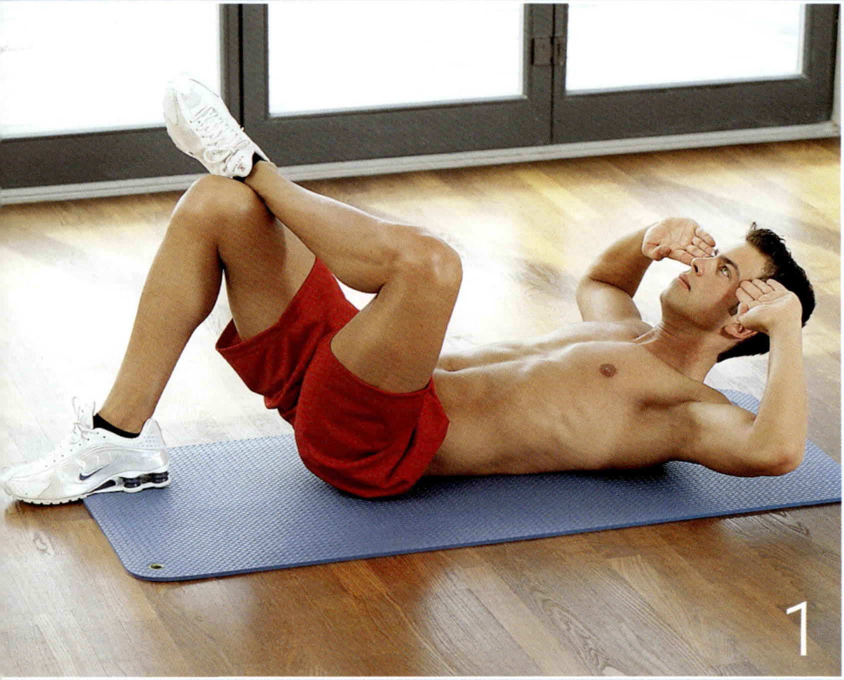

1

Crossover-Crunch ●○○

1 > Sie liegen auf dem Boden. Stellen Sie das rechte Bein auf und legen Sie den linken Fuß über das rechte Knie.
> Hände locker an die Schläfen legen. Kopf, Arme und Schulterblätter vom Boden anheben.
> Den unteren Rücken am Boden fixieren.

Variationsübung

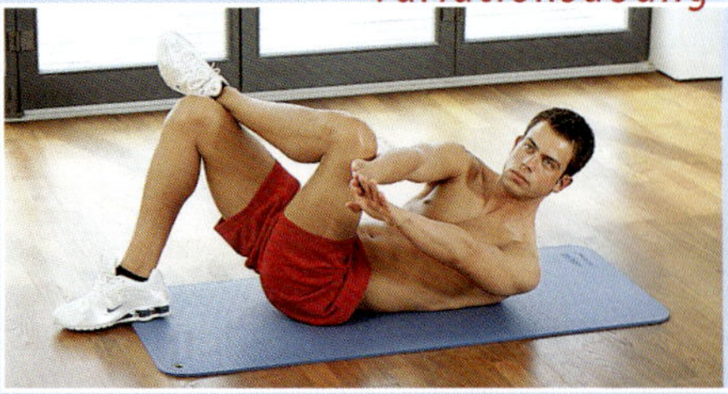

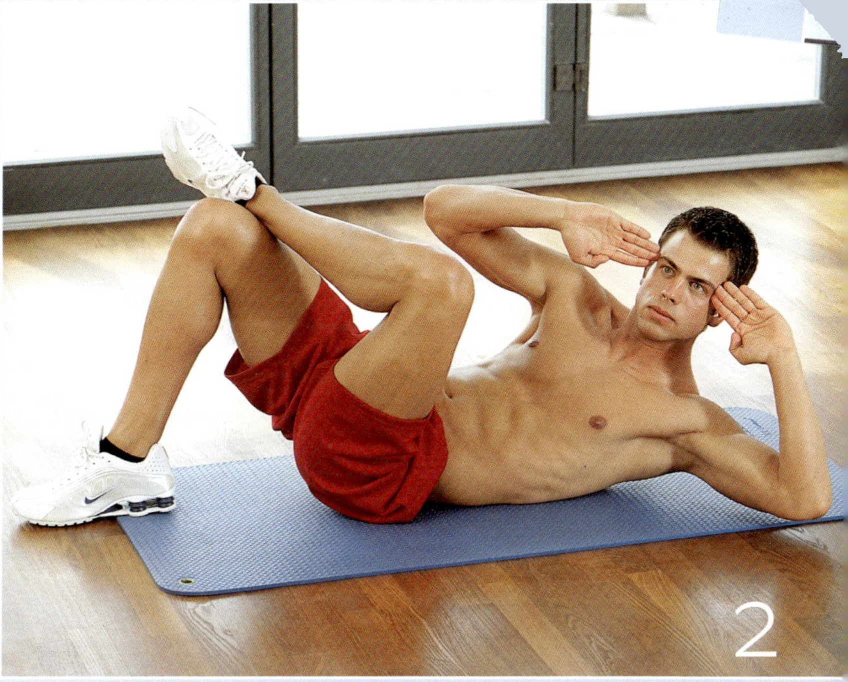

2 > Mit dem Ausatmen den Rumpf schräg nach oben heben. Hierbei zieht die rechte Schulter zum linken Knie.
> Lassen Sie die Ellbogen weit geöffnet und senken Sie den Rumpf mit dem Einatmen langsam in die Startposition zurück.
> Nach den entsprechenden Wiederholungen trainieren Sie anschließend die andere Seite.

Catch-Curl

Nehmen Sie die gleiche Grundposition wie vorher ein. Bauchmuskeln anspannen und den Rumpf so weit wie möglich nach oben heben. Hierbei mit beiden Armen am linken Knie vorbeiziehen, als wollten Sie nach einem Ball greifen. Seiten wechseln.

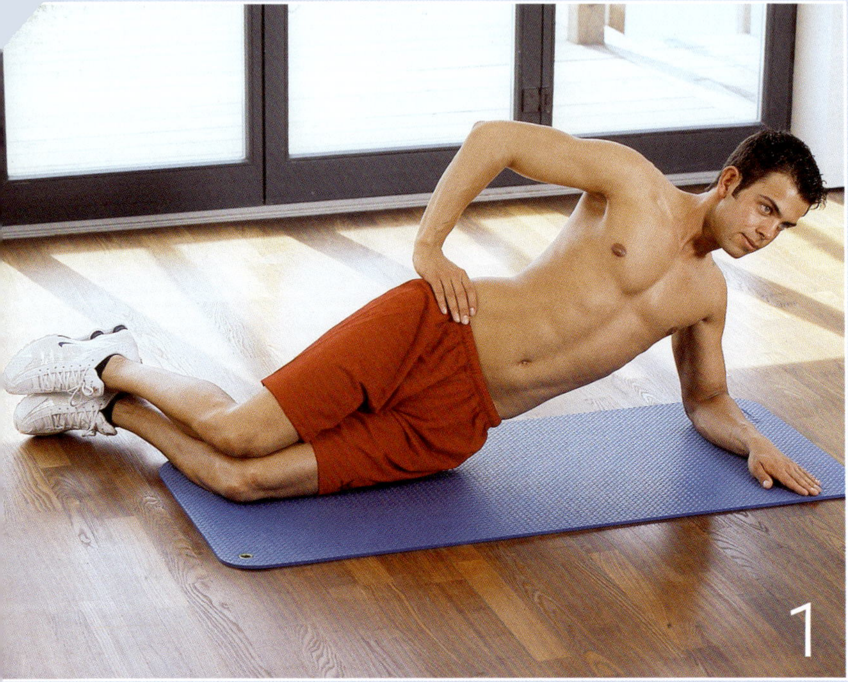

Seitstütz ●○○

1 > In Seitlage auf dem Ellbogen abstützen. Beide Knie angewinkelt und übereinander. Die freie Hand in der Hüfte abstützen.

> Bringen Sie jetzt die Knie etwas nach hinten, sodass – von der Seite betrachtet – Rumpf, Becken, Oberschenkel und Knie eine Linie bilden.

Variationsübung

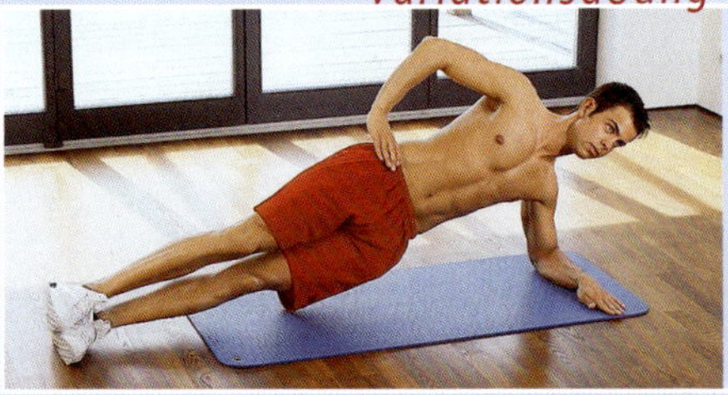

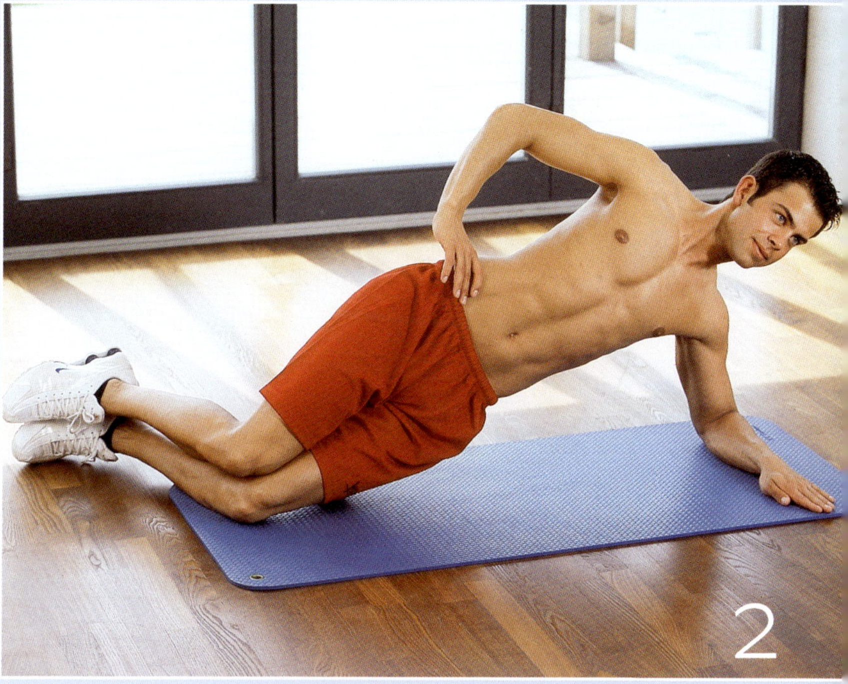

2

2 > Mit dem Ausatmen das Becken vom Boden anheben. Von vorne betrachtet befinden sich Rumpf und Oberschenkel nun in einer Linie.

> Einatmen und Becken absenken, jedoch nicht ganz ablegen.

> Nach der entsprechenden Wiederholungszahl die andere Seite trainieren.

Seitstütz mit gestreckten Beinen

In Seitlage auf dem Ellbogen abstützen, Beine strecken. Die Füße liegen übereinander oder sind so versetzt, dass beide am Boden aufliegen. Mit dem Ausatmen das Becken soweit heben, bis der ganze Körper eine gerade Linie bildet. Einatmen und wieder absenken. Beide Seiten trainieren.

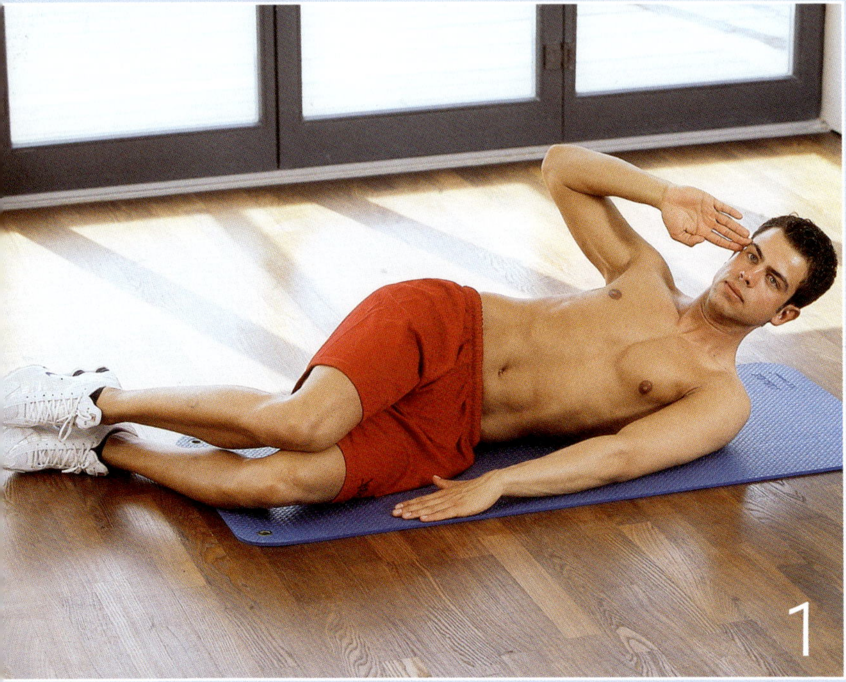

1

Schrägmuskel-Crunch ●○○

1 > Sie liegen auf Ihrer linken Seite und halten die Beine übereinander und angewinkelt am Boden.

> Die rechte Hand halten Sie locker an die Schläfe, die linke liegt entspannt neben dem linken Oberschenkel.

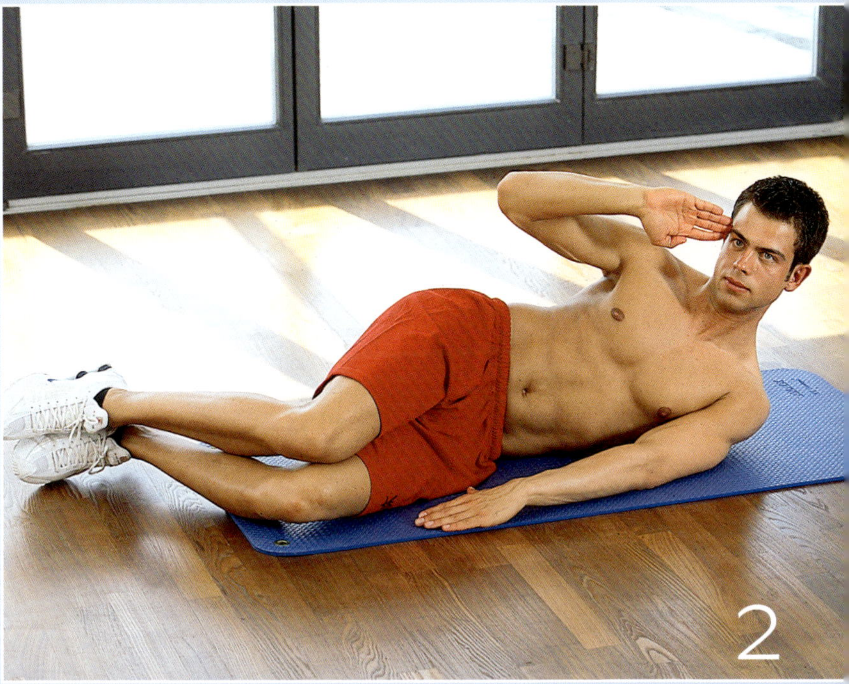

2

2 > Mit dem Ausatmen crunchen Sie so weit wie möglich nach oben. Halten Sie diese Bewegung in einer seitlichen Ebene, um die schrägen Bauchmuskeln tatsächlich voll zu aktivieren.

> Anschließend den Rumpf wieder etwas absenken.

> Trainieren Sie beide Seiten.

Tipp für Einsteiger

Ein Trainingspartner kann Ihre Beine fixieren, damit Sie sich ganz auf die korrekte Crunchbewegung konzentrieren können. Nicht reißen! Alle Bewegungen sorgfältig unter Einsatz der Bauchmuskeln ausführen.

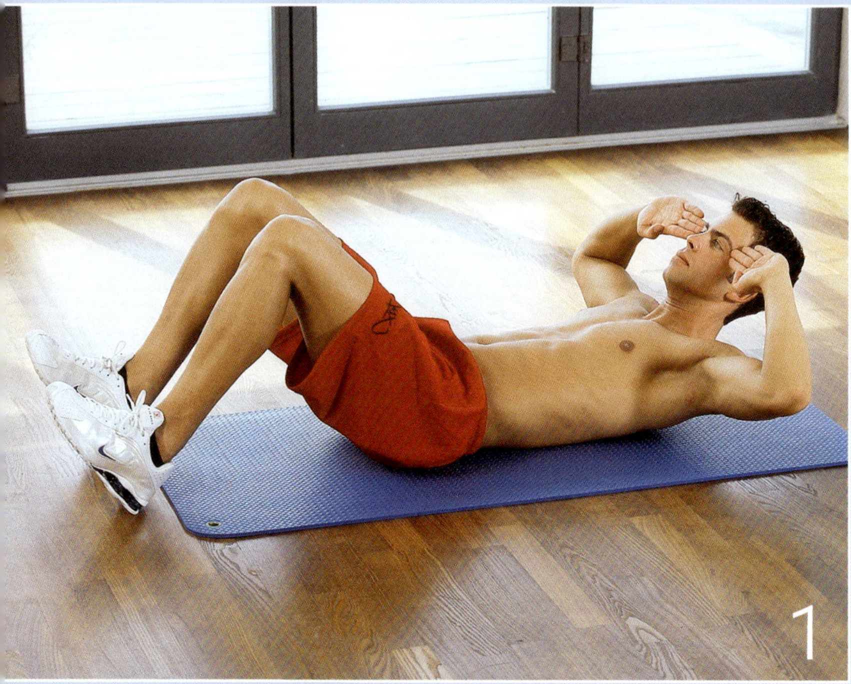

Crossbody-Crunch ●●○

1 > In Rückenlage beide Füße mit angewinkelten Beinen auf den Boden stellen.
> Hände an die Schläfen legen. Heben Sie Kopf und Schultern einige Zentimeter vom Boden ab.

Variationsübung

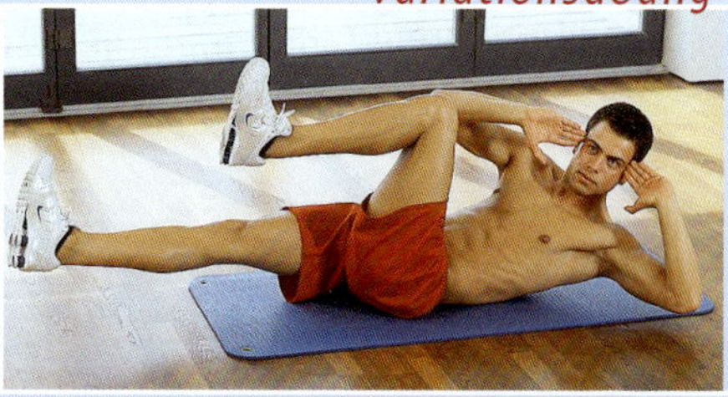

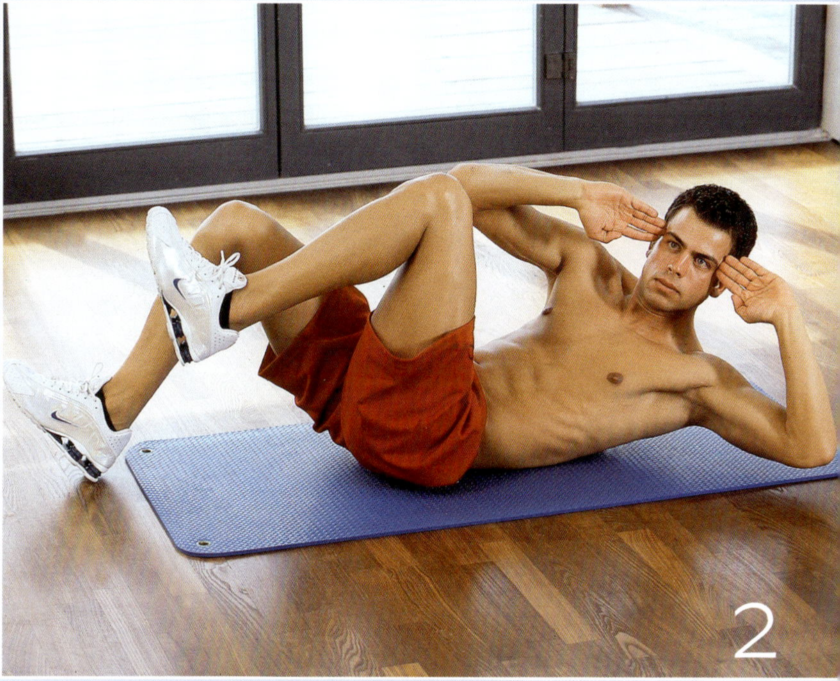

2

2 > Mit dem Ausatmen den Rumpf schräg nach oben heben. Hierbei zieht die rechte Schulter zum gleichzeitig angezogenen linken Knie.

> Lassen Sie die Ellbogen weit geöffnet und senken Sie Rumpf und Bein mit dem Einatmen langsam in die Startposition zurück.

> Mit dem nächsten Ausatmen die linke Schulter nach oben/rechts zum rechten Knie heben.

Criss-Cross

Beim Criss-Cross bleiben die diagonalen Bewegungen des Rumpfes und des gegengleichen Beines gleich. Die Übung wird aber wesentlich intensiver, wenn das bewegte Bein nicht immer wieder aufgestellt wird, sondern vom Körper weggestreckt in der Luft bleibt.

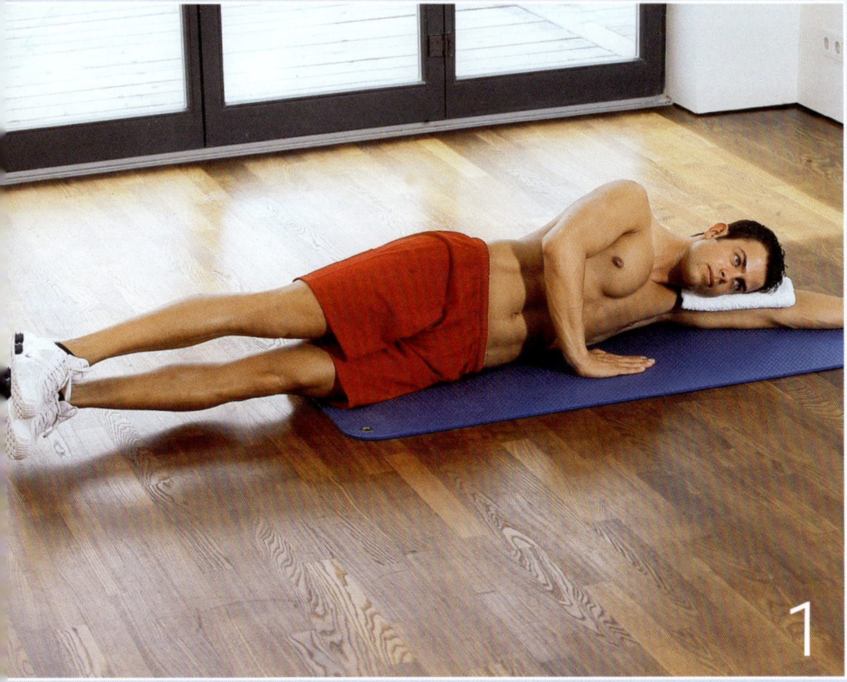

1

Seitliches Beinheben ●●○

1 > In Seitlage beide Beine strecken und den Kopf entspannt auf dem Arm ablegen. Wenn es angenehmer ist, legen Sie ein gefaltetes Handtuch zwischen Arm und Kopf.

> Die freie Hand wird vor dem Körper auf dem Boden abgestützt und stabilisiert diese Position.

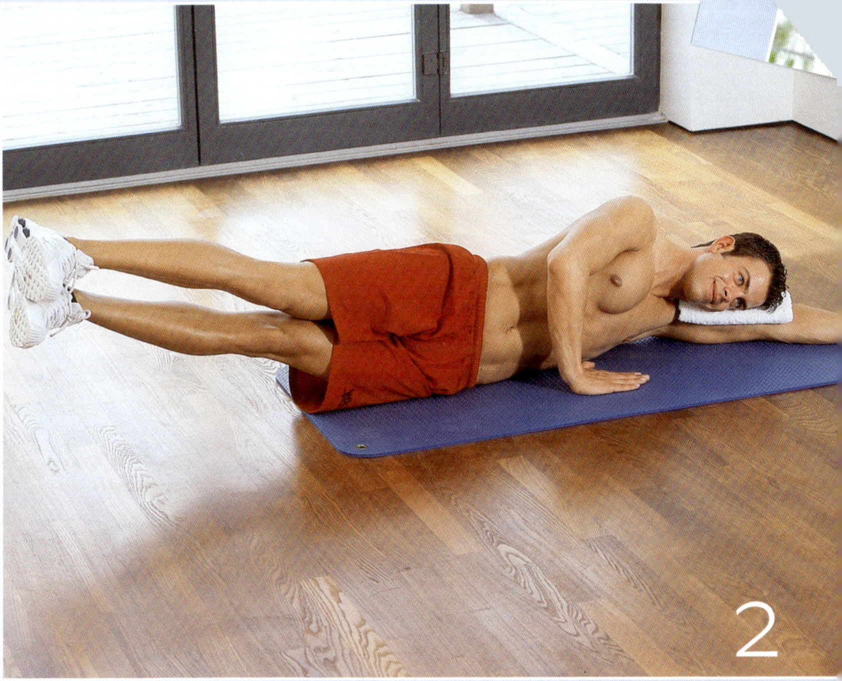

2 > Mit dem Ausatmen beide Beine geschlossen so weit wie möglich anheben. Hierbei Nacken und Schultern entspannt lassen. In der höchsten Position ein bis zwei Sekunden halten.

> Anschließend die Beine bis knapp über den Boden wieder absenken.

> Geübte schnallen sich zusätzlich Gewichtsmanschetten um die Fußgelenke.

Technik-Info

Kippen Sie mit dem Becken weder nach hinten noch nach vorn. Üben Sie konzentriert und vor allem ohne Schwung! Von der Seite betrachtet sollte der ganze Körper eine gerade Linie beibehalten – in der Hüfte also nicht nach hinten oder vorne abknicken!

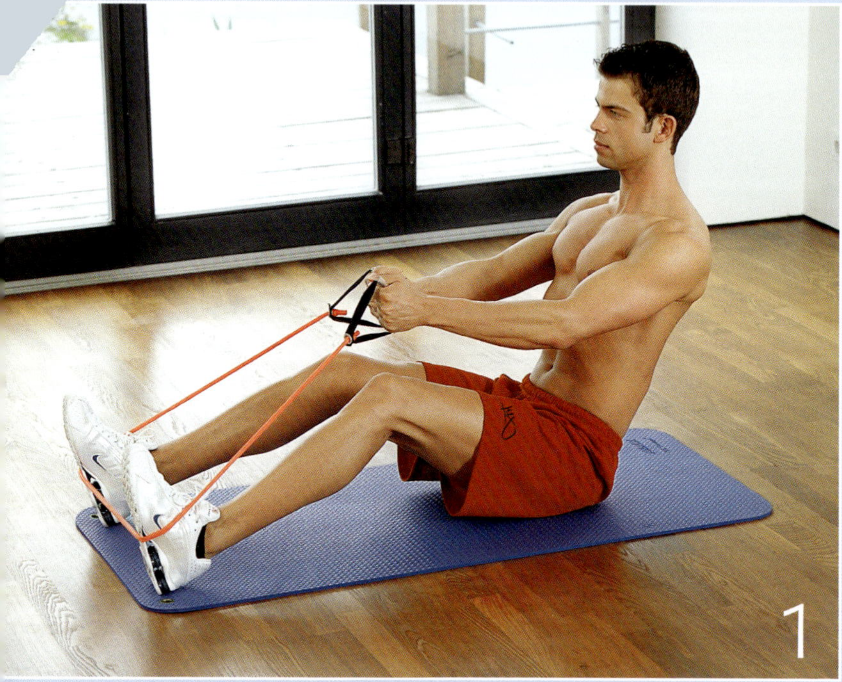

Russian-Twist ●●●

1 > Sitzen Sie aufrecht in einer leichten Grätsche und führen Sie das Tube um beide Füße herum.

> Halten Sie die Griffe mit leicht angewinkelten Armen auf Brusthöhe vor dem Körper.

> Brustbein anheben, Rücken gerade, Rumpf leicht nach hinten neigen, Nacken lang halten.

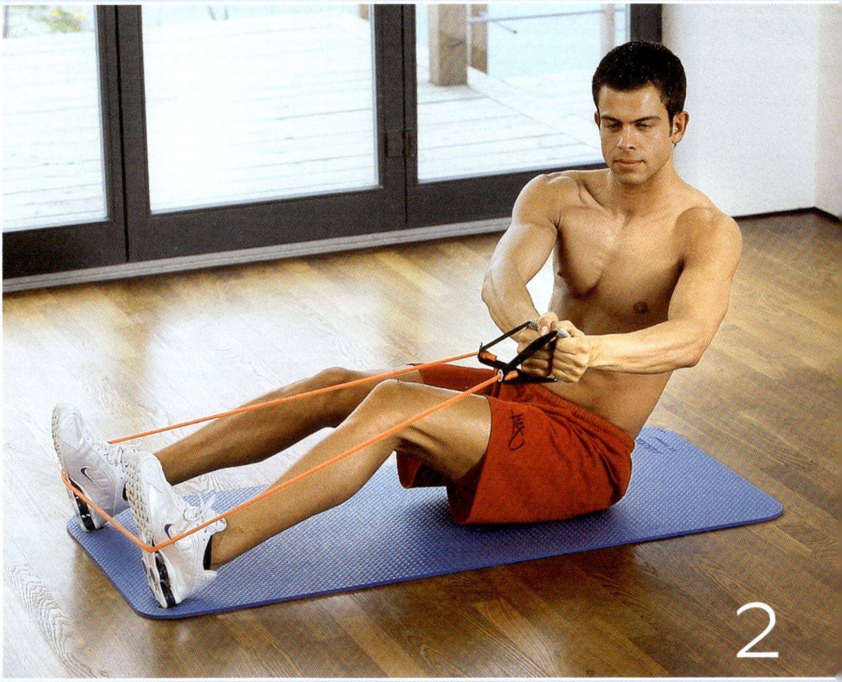

2

> Mit dem Ausatmen drehen Sie den aufrechten Körper auf die linke Seite. Hierbei folgt Ihr Blick Ihren Händen und den Griffen des Tubes. Die Arme folgen wie »eingegipst« der Bewegung des Rumpfes.

> Mit dem Einatmen den Rumpf wieder in die Startposition drehen.

> Ausatmen und auf der anderen Seite wiederholen oder zuerst alle Übungen auf dieser Seite beenden.

Technik-Info

Der untere Rücken darf in keiner Bewegungsphase nach hinten abkippen. Lassen Sie die Bewegung ausschließlich aus dem Rumpf heraus kommen, nicht aus den Schultern und Armen.

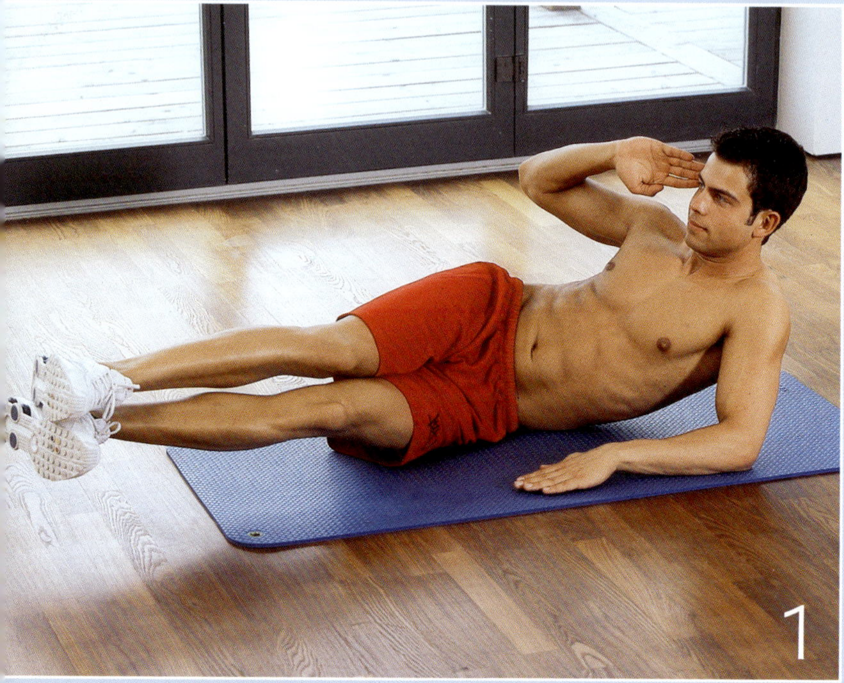

Double-Crunch schräg ●●●

1
> Platzieren Sie sich so, dass Ihr Gewicht auf der linken Gesäßhälfte liegt.
> Der linke Unterarm stützt Sie auf dem Boden ab, die rechte Hand liegt an der rechten Schläfe.
> Halten Sie die Beine fast gestreckt knapp über dem Boden.

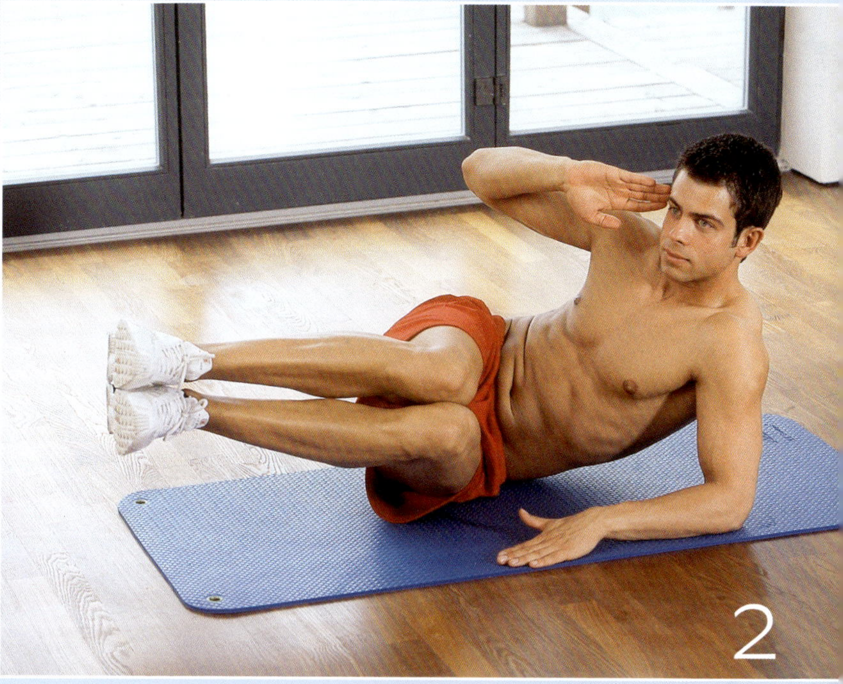

2 > Mit dem Ausatmen Beine anwinkeln und die Knie in Richtung Brustkorb ziehen. Gleichzeitig den Oberkörper mit der Kraft der Bauchmuskeln etwas aufrichten.
> Anschließend Beine und Rumpf kontrolliert und langsam zurück in die Ausgangsposition senken.

Technik-Info

Der stützende Arm hat nur eine stabilisierende Aufgabe, er darf beim Rumpfheben nicht aktiv mitarbeiten. Beginnen Sie diese Übung mit einem kleineren Bewegungsradius. Wenn Sie sich sicher sind, wird die Bewegung automatisch größer. Auf die Bauchmuskulatur konzentrieren und gleichmäßig atmen!

Querer **Bauchmuskel**

Der quere Bauchmuskel ist unser bestes Korsett. Er schnürt unsere Taille zusammen, macht sie schmal und führt zu einem flachen Bauch, wie sich ihn viele von uns wünschen. Die korrekte Ausführung verlangt etwas Übung. Nur wer die Pre-Exercise auf dieser Seite beherrscht, kann bei den folgenden Übungen den queren Bauchmuskel perfekt einsetzen.

Pre-Exercise ●○○

1

> Liegen Sie auf dem Rücken und stellen Sie die Beine rechtwinklig auf. Der Nacken ist lang, Schultern entspannt, Arme abgelegt.
> Beim Einatmen wölbt sich der Bauch etwas vor. Schultern beim Atmen locker lassen.
> Die Phase des Ausatmens ist der wichtigste Teil zur Aktivierung des queren Bauchmuskels! Wenn Sie ausatmen, ziehen Sie den Bauchnabel fest nach innen in Richtung Wirbelsäule. Der Bauch bildet eine Schale. Hierbei aktivieren Sie auch die Beckenbodenmuskeln.
> Konzentrieren Sie sich – bei korrekter Ausführung spüren Sie, wie sich der quere Bauchmuskel rund um Ihre Taille anspannt. Einatmen und wieder lösen. Mehrmals wiederholen.

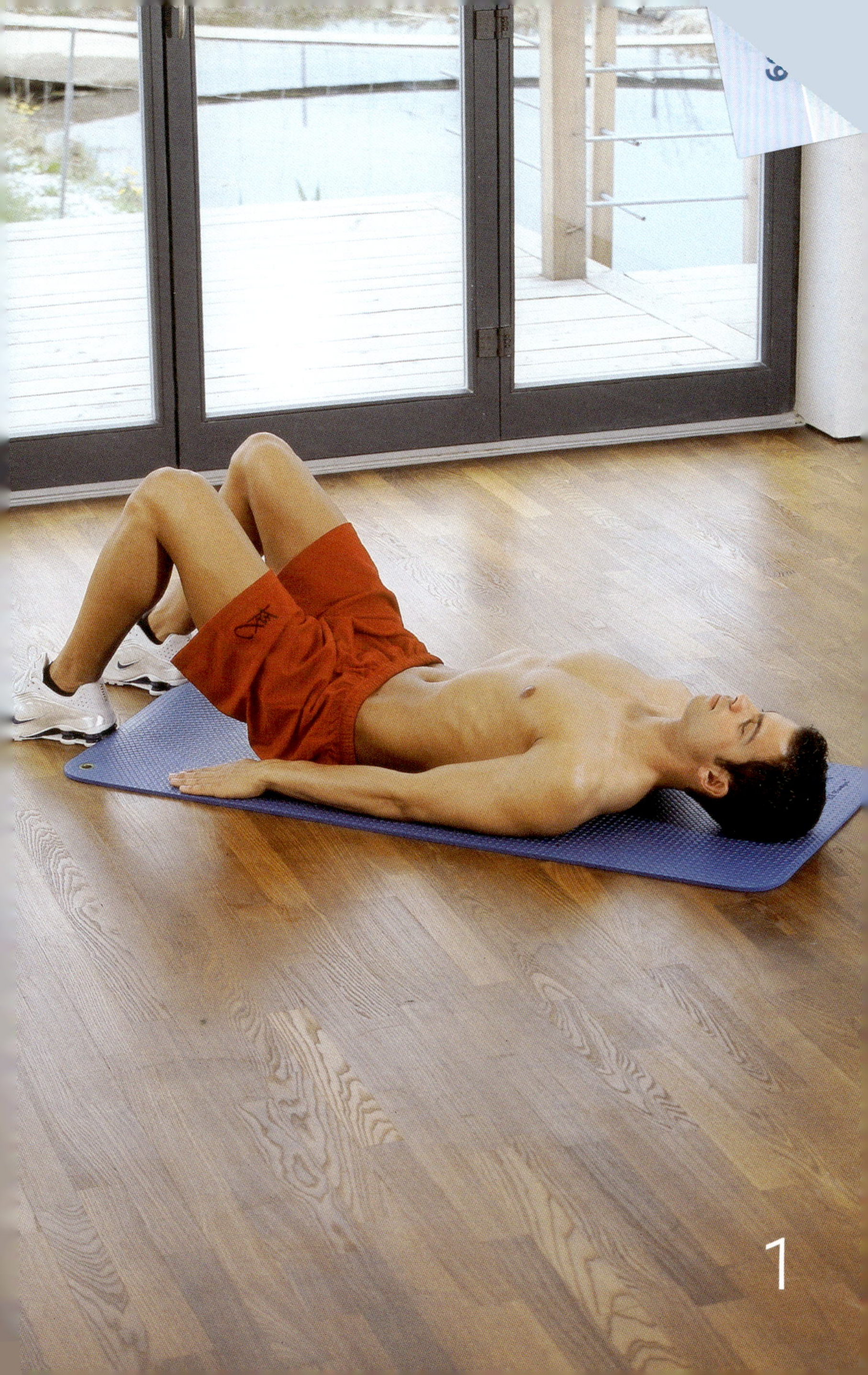

1

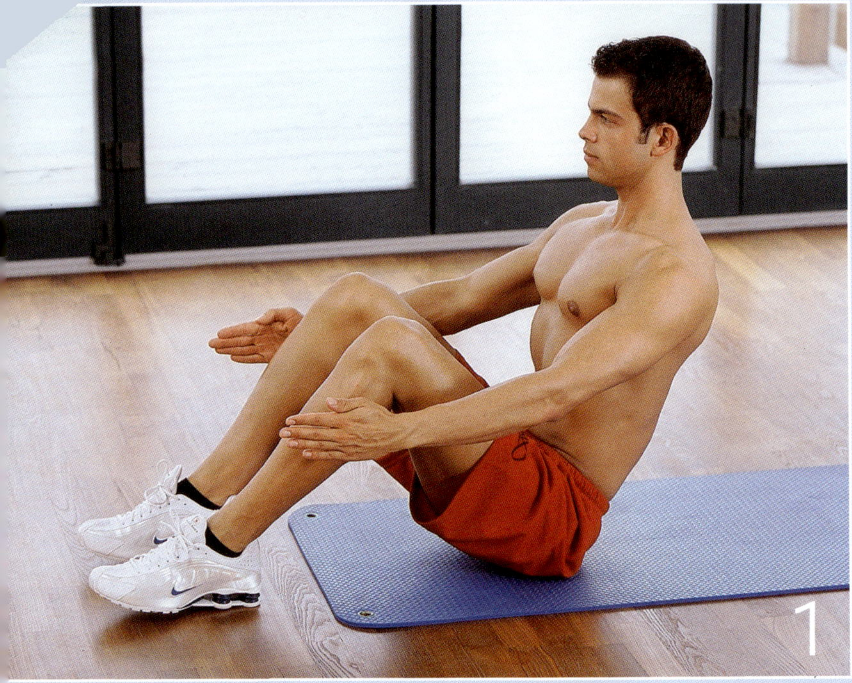

Half Roll-down ●○○

1 > Sie sitzen mit geradem Rücken auf dem Boden, Beine aufgestellt.

> Arme gestreckt seitlich an den Beinen vorbeiführen.

> Nacken lang, Blick geradeaus, Schulterblätter nach unten ziehen, Brustbein etwas anheben.

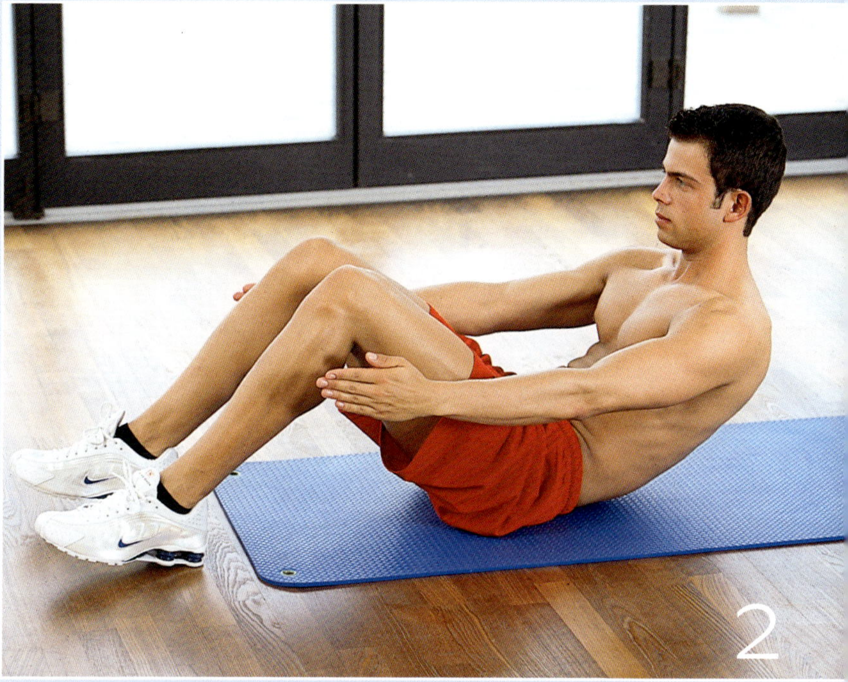

2

2 > Ziehen Sie beim Ausatmen den Bauchnabel fest nach innen und aktivieren Sie Ihre Beckenbodenmuskeln.

> Anschließend kippen Sie das Becken, sodass der untere Rücken rund wird. Rollen Sie sich so weit nach hinten, bis die untere Lendenwirbelsäule auf dem Boden aufliegt. Der Bauchnabel bleibt immer noch eingezogen.

> Mit dem Einatmen zurück zur Startposition.

Tipp für Einsteiger

Trotz der Rundung des Rückens und der Rollbewegung nach hinten sollten Sie das Gefühl eines »langen Rückens« haben. Sie sollten also nicht in sich zusammenfallen, sondern eine aktive gleichmäßige Rundung der Wirbelsäule anstreben. Den Nacken lang lassen, die Schulterblätter nach unten ziehen.

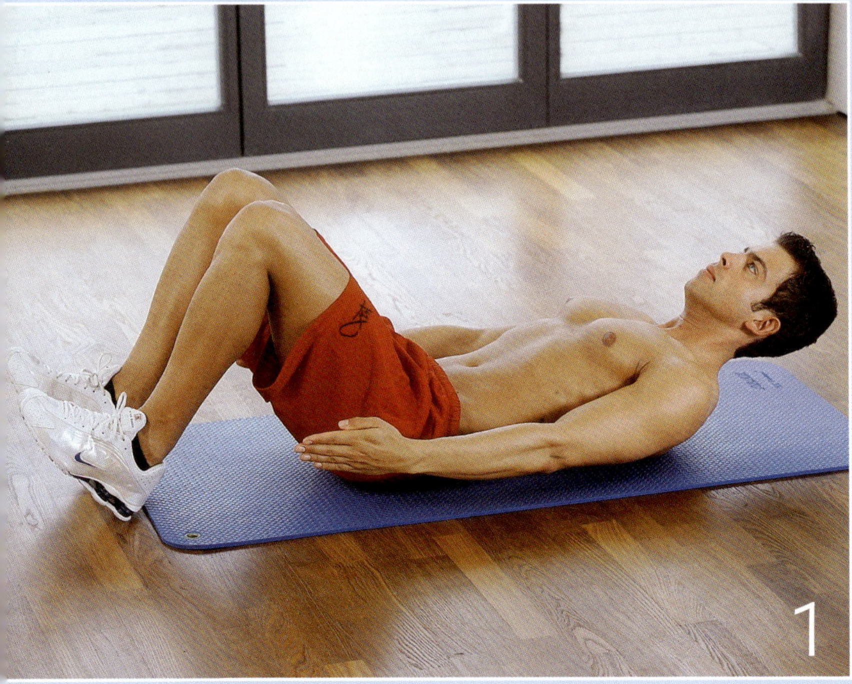

Inverse-Crunch ●●○

1 > In Rückenlage Füße auf den Fersen aufstellen.
> Kopf und Schultern vom Boden lösen, Arme und Hände seitlich eng am Körper halten, Daumen nach oben.
> Verlängern Sie die Arme in Richtung Füße, sodass sich die Schultern von den Ohren weiter wegbewegen. Diese Position der Arme halten.

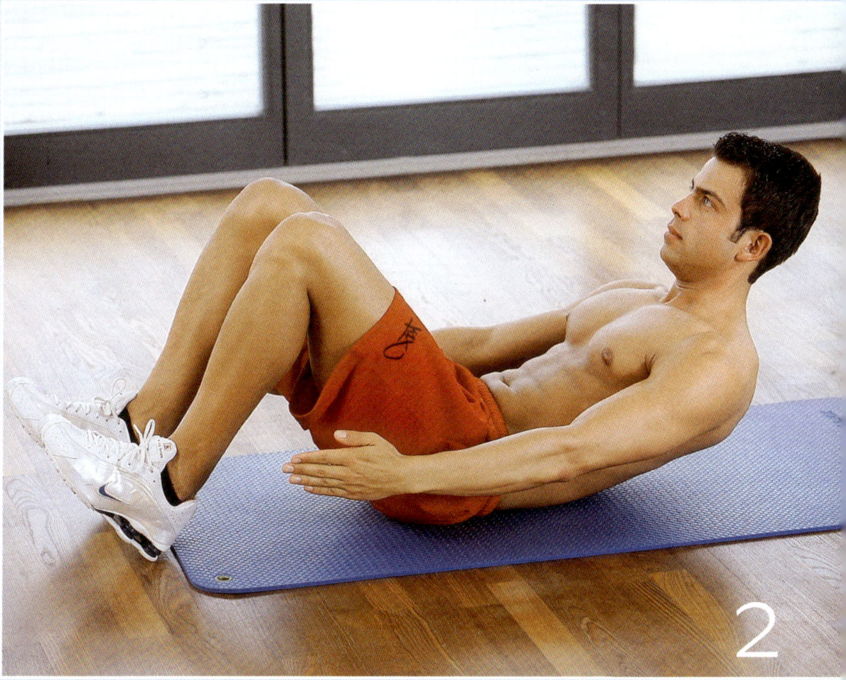

2

> Mit dem Ausatmen zuerst den Bauchnabel aktiv nach innen ziehen.
> Erst dann den Rumpf weiter anheben und mit den Händen weiter in Richtung Füße ziehen. Der Bauchnabel bleibt eingezogen!
> Einatmen und den Rumpf wieder absenken.

Technik-Info

Sehen und spüren Sie den Unterschied! Bei den klassischen Crunches drückt sich der gerade Bauchmuskel beim Heben des Rumpfes heraus, der Bauch wird also dicker. Bei den Inverse-Crunches muss der Bauch möglichst flach bleiben! Das ist das Geheimnis zur Aktivierung des queren Bauchmuskels.

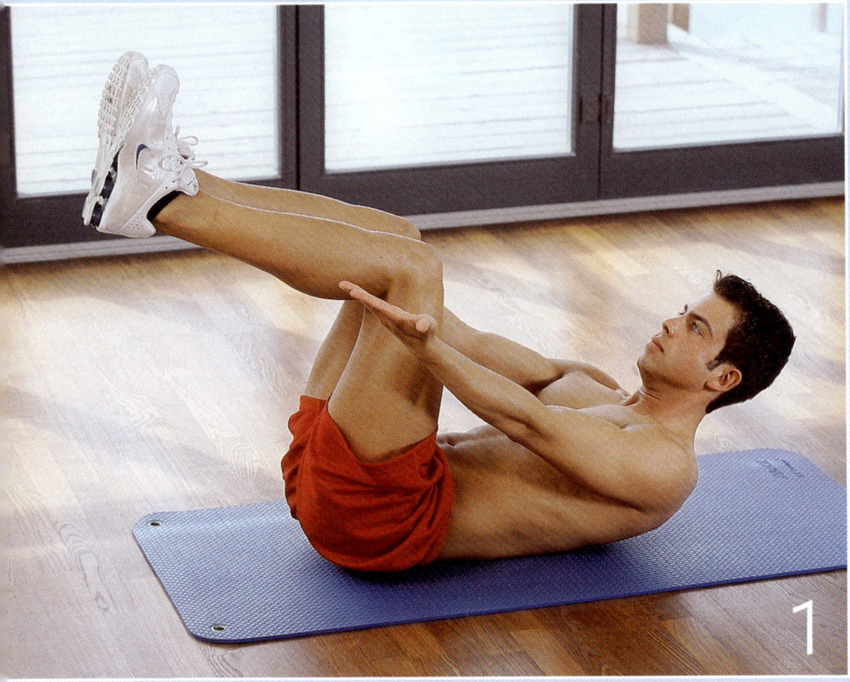

10-Times-Crunch ●●○

1 > In Rückenlage die Beine rechtwinklig über die Hüfte heben. Knie und Füße sind hüftbreit geöffnet und bleiben während der Übung stabil.

> Heben Sie Kopf, Schultern und Schulterblätter vom Boden ab. Strecken Sie die Arme nach vorn aus, Handflächen zur Decke drehen.

> Mit dem Einatmen wölbt sich der Bauch nach oben. Gleichzeitig heben Sie die Arme nach oben, als würden Sie »Wasser schöpfen« wollen.

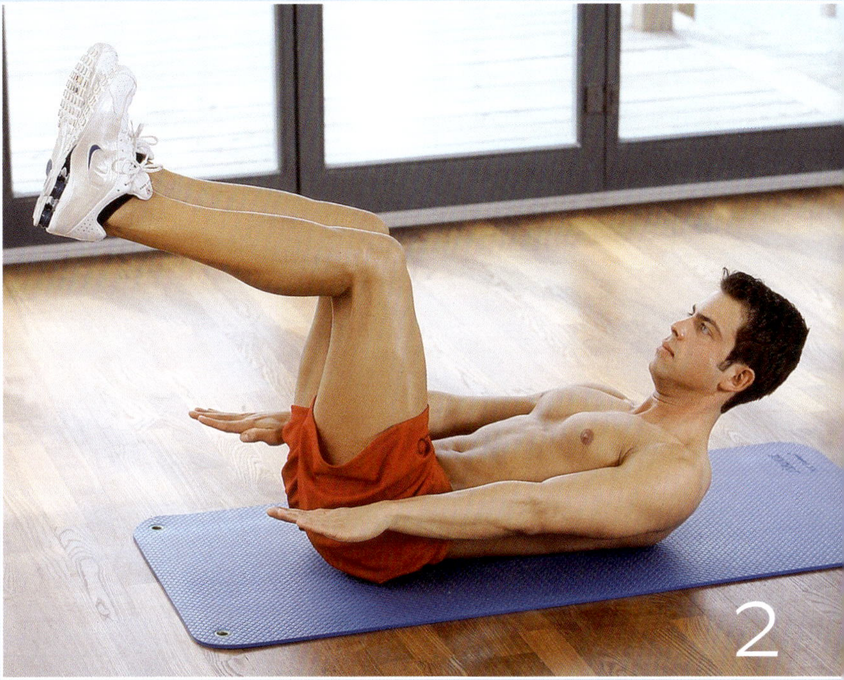

2

2 > Mit dem Ausatmen ziehen Sie den Bauchnabel so fest wie möglich nach innen.

> Gleichzeitig drehen Sie die Handflächen nach unten und senken kraftvoll die Arme, als würden Sie einen Luftballon unter Wasser drücken.

> Während der Übung bleibt der Rumpf maximal gehoben und ohne Bewegung. Konzentrieren Sie sich auf die Bewegung des Bauches nach außen und innen. Lendenwirbelsäule am Boden halten.

> Insgesamt 10-mal wiederholen.

Profi-Tipp

Wesentlich schwieriger wird die Übung, wenn die Beine kraftvoll gestreckt gehalten werden. Senken Sie die Beine nur soweit ab, wie die Lendenwirbelsäule fest am Boden gehalten werden kann.

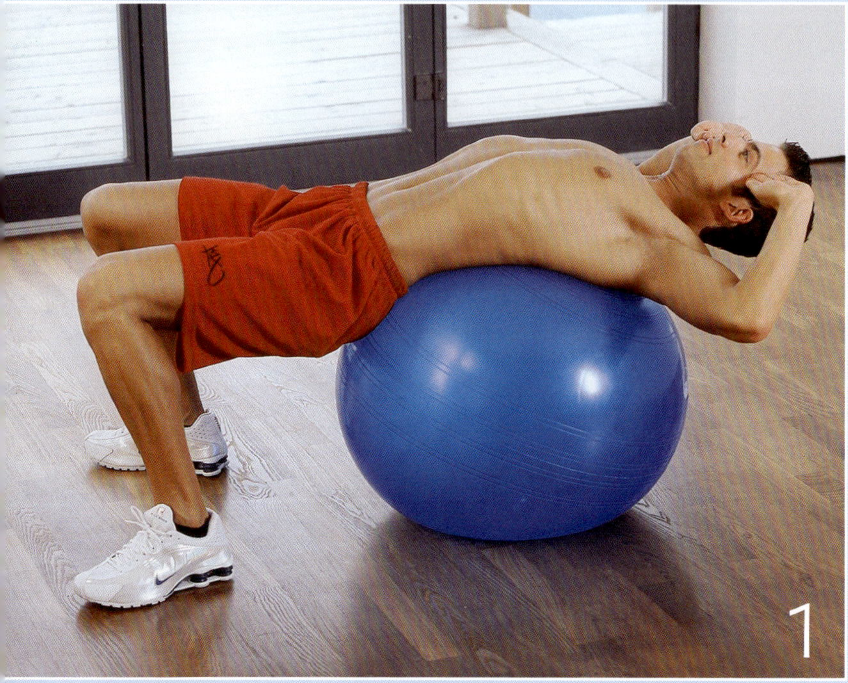

Ball Super-Crunch ●●●

1 > Legen Sie sich rücklings auf einen großen Fitball. Die Beine sind schulterbreit geöffnet. Der feste Kontakt der Füße auf dem Boden garantiert die nötige Stabilität während der Übung.

> Neigen Sie sich mit dem Einatmen nach hinten. Die Wirbelsäule liegt nun mit der gesamten Länge auf dem Ball. Die Bauchdecke ist lang und gestreckt.

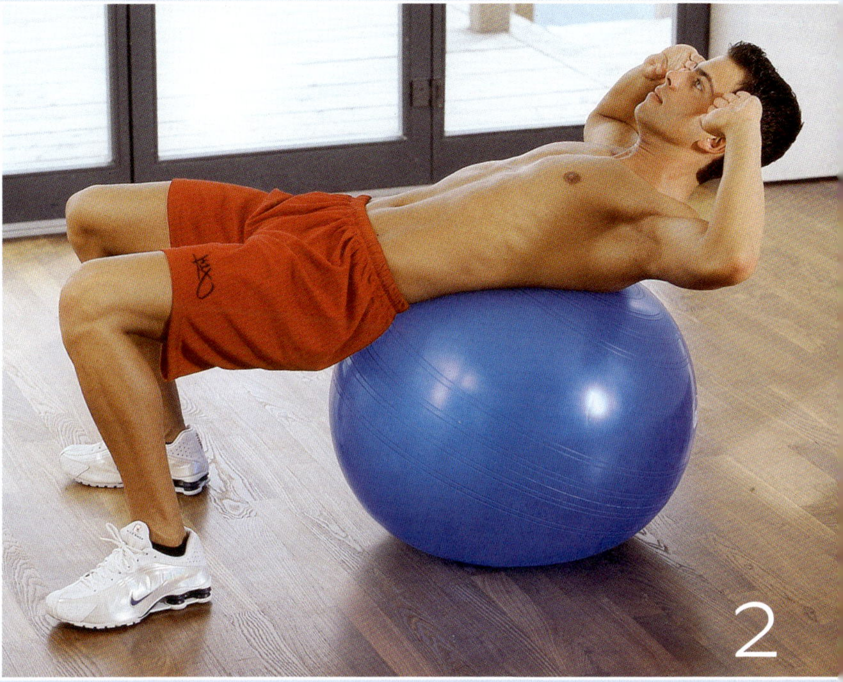

2

> Mit dem Ausatmen zuerst den Bauchnabel kraftvoll nach innen ziehen.
> Dann den Rücken Wirbel für Wirbel aufrollen, bis er leicht aufrecht ist. Spannung im Bauchnabel immer beibehalten.
> Beim nächsten Einatmen den Rücken wieder nach hinten ablegen. Ziehen Sie die Schultern nicht zu den Ohren.

Profi-Tipp

Die Übung ähnelt dem Ball-Crunch. Die Position des Rumpfes auf dem Ball ist jedoch leicht verändert. Auch neigen wir den Rumpf wesentlich mehr nach hinten, sodass der vergrößerte Hebel ein hochintensives Training ermöglicht. Weit Fortgeschrittene legen zusätzlich eine Hantelscheibe auf den Brustkorb.

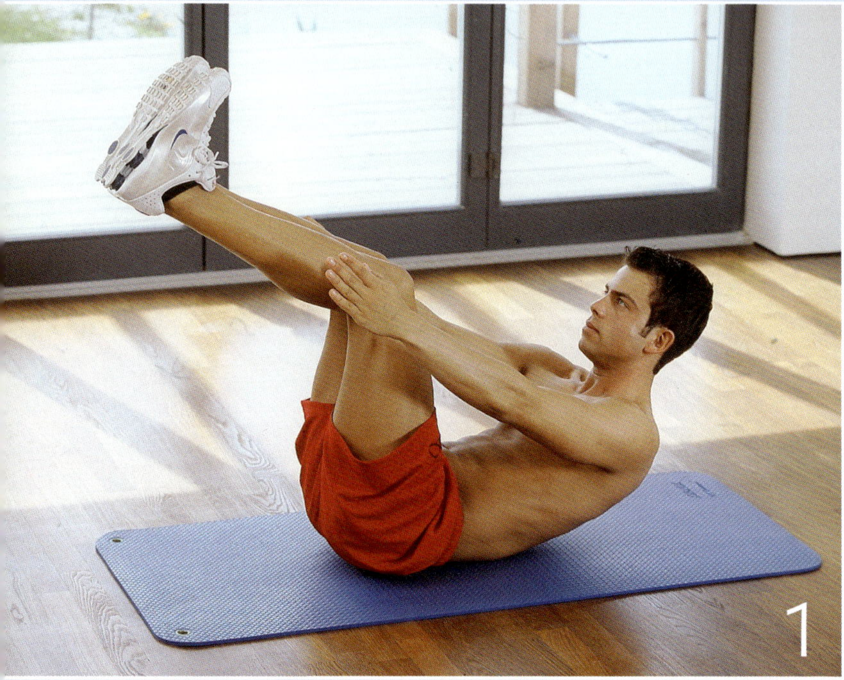
1

Double-Stretch ●●●

1 > Legen Sie sich auf den Boden. Die Beine rechtwinklig über dem Becken, Zehenspitzen anziehen.

> Kopf, Schultern und Brustwirbelsäule heben.

> Arme nach vorne strecken, die Handflächen zeigen zueinander, der Nacken ist lang. In dieser Position einatmen.

Variationsübung

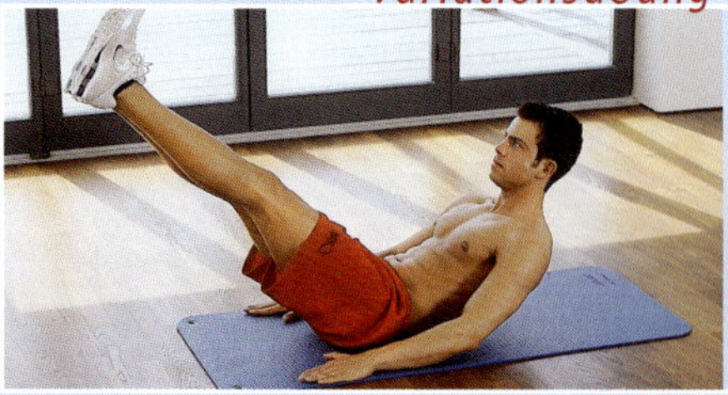

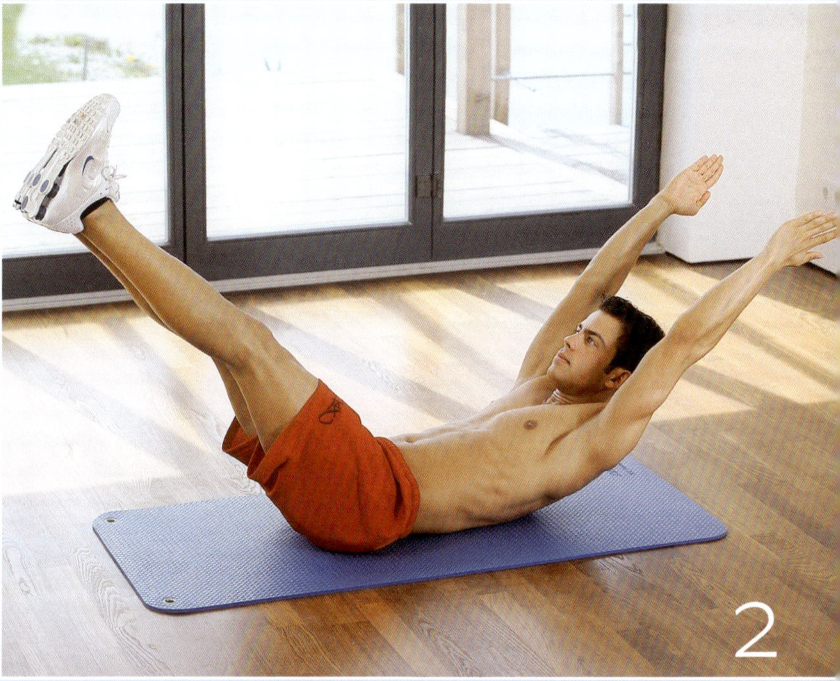

2 > Mit dem Ausatmen zuerst den Bauchnabel fest zur Wirbelsäule ziehen. Diese Spannung unbedingt halten!
> Kurz danach die Arme nach hinten und die Beine nach vorne/oben durchstrecken. Vermeiden Sie eine »schlagende« Bewegung – üben Sie eher kraftvoll fließend.
> Den Rücken gestreckt und gerade halten, nicht runden. Mit dem Einatmen in die Ausgangsposition zurück.

Mit gestreckten Beinen

Diese Übung gehört zur Königsklasse der Bauchübungen. Üben Sie vorerst einige Wochen die entschärfte Version, bei der nur die Beine eingesetzt werden. Die Arme werden eng am Rumpf gehalten. Entwickeln Sie in dieser Zeit genügend Kraft, bevor Sie den Double-Stretch in Vollendung üben.

Kombinationen

Kombinationsübungen beanspruchen die Bauchmuskulatur umfassend und sind meist wesentlich anstrengender als die vorangegangenen Übungen. Bis auf den Unterarmstütz auf dieser Seite sind sie für trainierte und fortgeschrittene Sportler gedacht. Tasten Sie sich langsam an diese Disziplinen heran.

Unterarmstütz ●○○

1

> Mit dem Bauch zum Boden legen Sie die Unterarme schulterbreit und parallel zueinander ab. Die Zehenspitzen sind aufgestellt.

> Mit dem Ausatmen heben Sie Hüfte und Knie vom Boden ab. Der Körper bildet eine gerade Linie. Atmen Sie während dieser statischen Position regelmäßig weiter.

> Ziehen Sie die Schultern von den Ohren weg und achten Sie darauf, dass das Becken nicht durchhängt. Sie sollten sich wie ein stabiles Eichenbrett fühlen.

> Halten Sie den Blick zum Boden und lassen Sie den Kopf nicht hängen. 10–20 Sekunden halten.

Tipp für Einsteiger

Aktivieren Sie sämtliche Stützmuskeln des Körpers, insbesondere Bauch, Gesäß und Beine. Bei statischen Kräftigungsübungen ist es immer besonders wichtig, dass der kontinuierliche Atemfluss nicht unterbrochen wird.

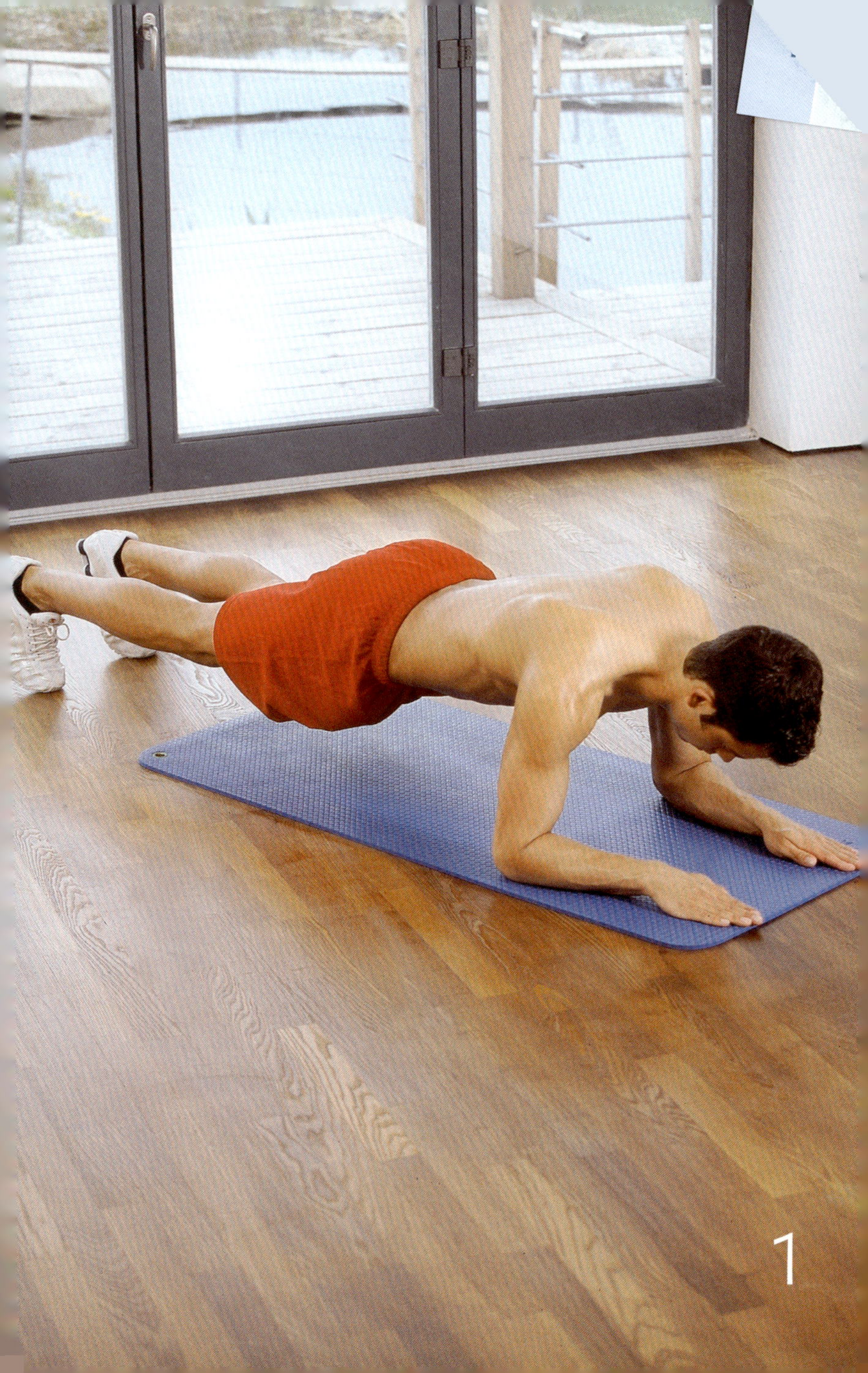
1

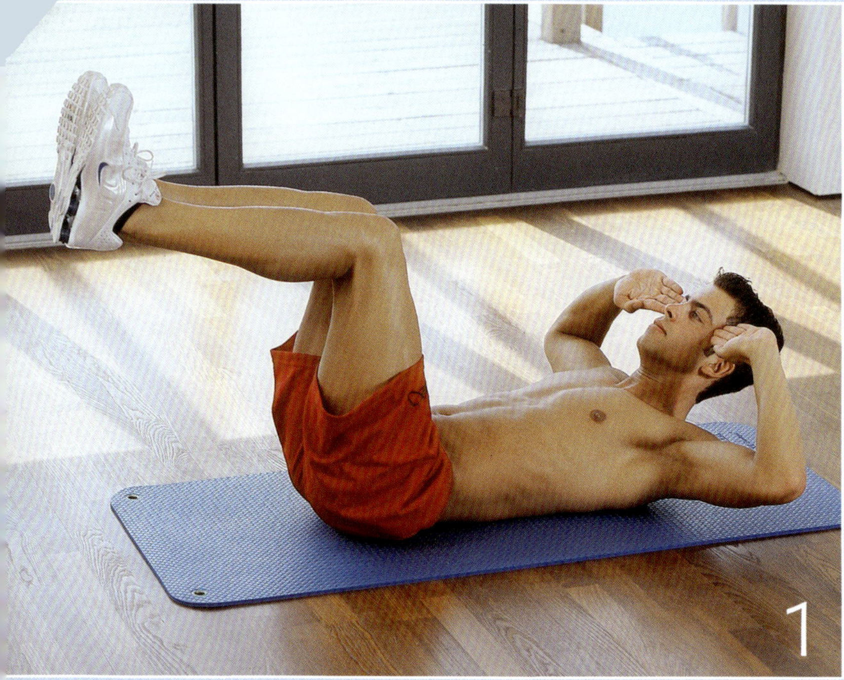

Double-Crunch ●●○

1 > Diese Übung kombiniert den Basic-Crunch mit dem Reverse-Crunch in einer Bewegung.

> In Rückenlage Hände an die Schläfen, Beine angewinkelt über dem Becken.

> Halten Sie den Nacken lang und den Blick zur Decke gerichtet.

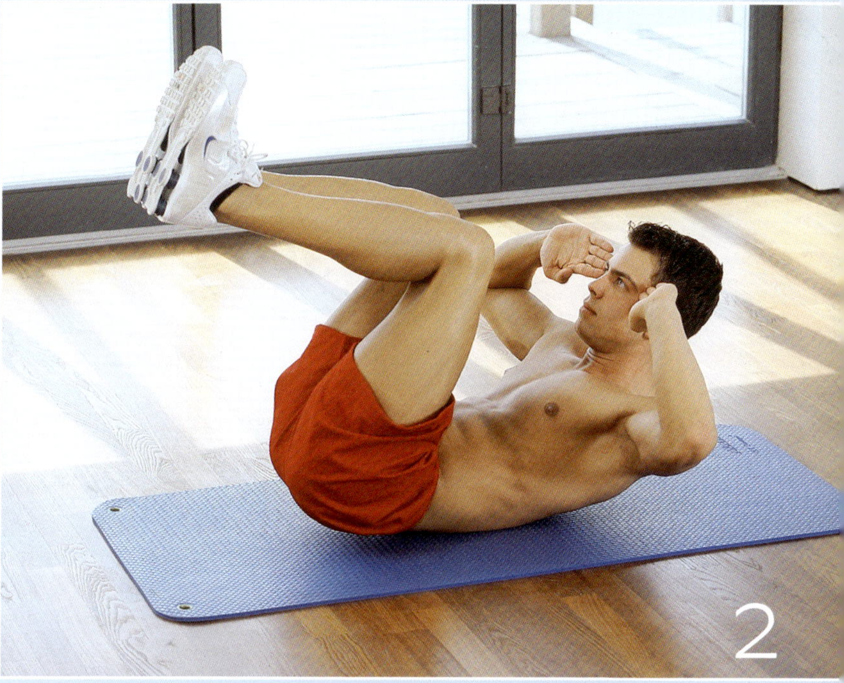

2 > Mit dem Ausatmen den Bauch fest anspannen und den Rumpf weiter anheben, gleichzeitig die Knie über die Brust bringen.

> Jetzt sollte sich auch das Becken vom Boden etwas anheben.

> Mit dem Einatmen wieder senken, jedoch nicht ganz ablegen. Spannung in der Bauchmuskulatur stets beibehalten.

Technik-Info

Ziehen Sie nicht nur die Knie einfach zur Brust, sondern versuchen Sie tatsächlich auch das Gesäß vom Boden abzuheben. Die Bewegung wird ohne Schwung ausgeführt – spüren Sie ganz bewusst die Aktivität der Bauchmuskeln.

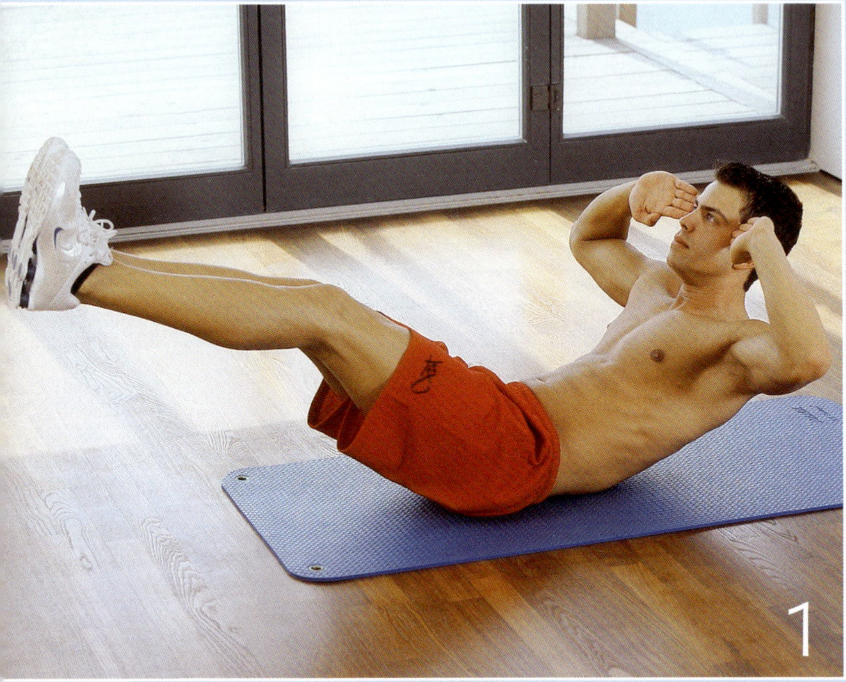

Combi-Crunch ●●●

1 > Setzen Sie sich auf den Boden. Die Beine nach vorne/oben wegstrecken, den Rumpf etwas nach hinten senken.

> Hände an die Schläfen legen, Bauchmuskeln aktiv halten.

Variationsübung

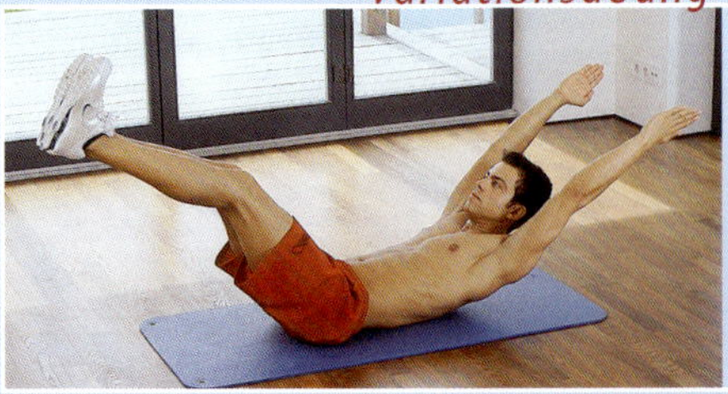

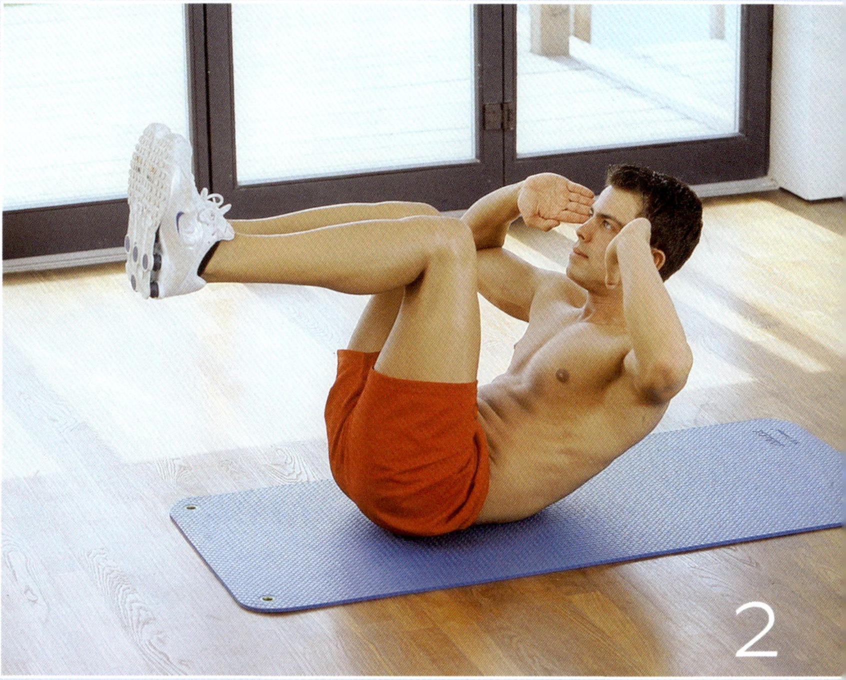

2 > Mit dem Ausatmen den Rumpf maximal heben und die Knie zur Brust ziehen.

> Rumpf und Beine sollten sich in der Mitte treffen.

Mit gestreckten Armen

Die Übung wird viel intensiver, wenn Sie beim Senken des Rumpfes zusätzlich die Arme nach hinten ausstrecken. Wichtig: Es darf aber in keiner Phase der Bewegung ein Hohlkreuz entstehen – das würde den Rücken unnötig belasten!

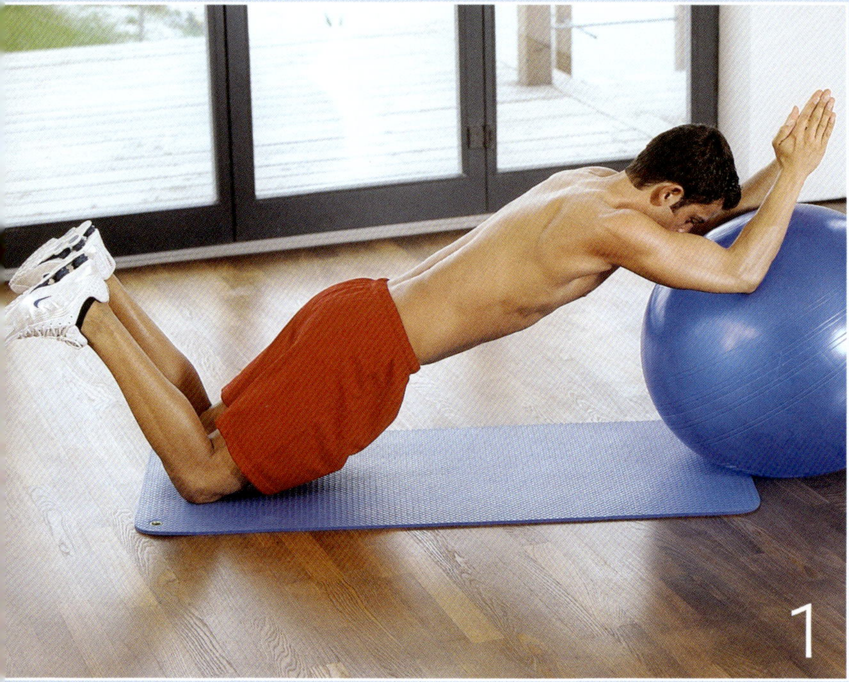

Abslide ●●●

1 > Knien Sie sich vor einen großen Fitball und stützen Sie die Ellbogen schulterbreit auseinander auf den Ball. Die Hände zeigen zur Decke.

> Die Knie sind hüftbreit auseinander und soweit vom Ball entfernt, dass die Hüfte gesenkt ist und der Rumpf mit den Oberschenkeln eine gerade Linie bildet.

> Beine sind angewinkelt, Füße in der Luft.

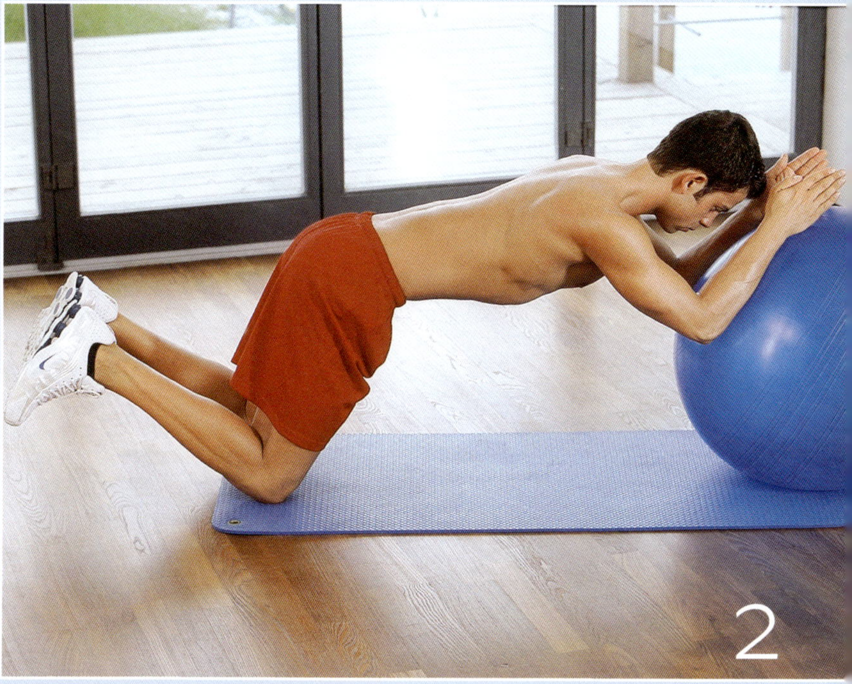

2

2 > Mit dem Ausatmen ziehen Sie die Ellbogen gleichmäßig in Richtung des Brustkorbs und schieben das Gesäß nach hinten und oben. Die Unterarme liegen nun auf dem Ball auf, die Hände zeigen nach vorn.

> Es ist wichtig, dass diese Bewegung aus der Kraft der Bauchmuskeln kommt.

> Mit dem Einatmen das Becken wieder senken und den Ball nach vorn wegschieben.

Technik-Info

Bei Schmerzen im unteren Rücken den Bewegungsradius verkleinern. Das Becken darf beim Wegrollen des Balls nicht nach unten durchhängen. Halten Sie während der kompletten Übung die Spannung in den Bauchmuskeln aufrecht.

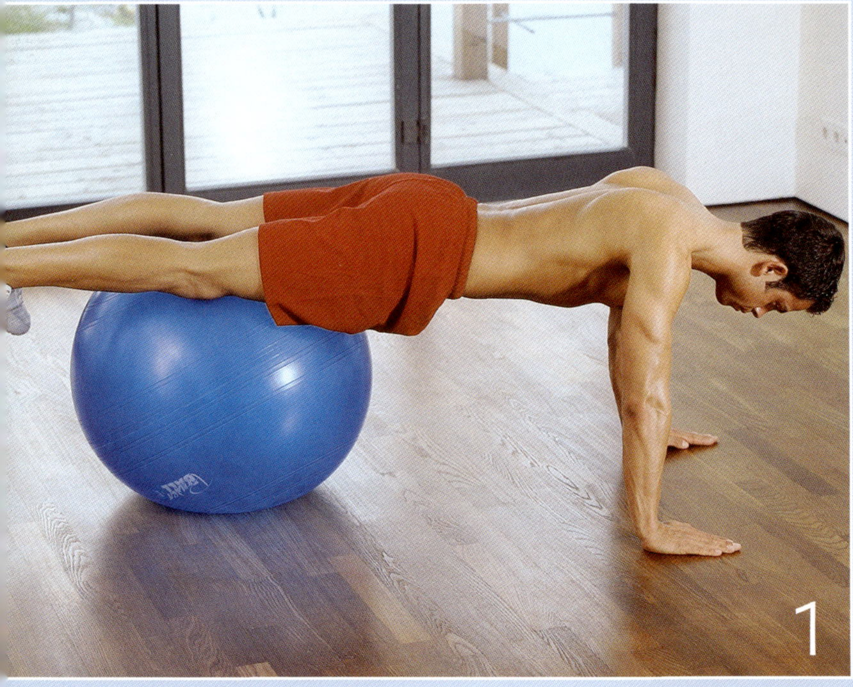

Rolling-Ball ●●●

1 > In Liegestützposition legen Sie die Knie auf einen großen Fitball. Die Füße sind hüftbreit geöffnet.
> Drücken Sie die Schultern von den Ohren weg, halten Sie den Nacken lang und den Körper in einer stabilen geraden Linie. Nicht durchhängen!

Variationsübung

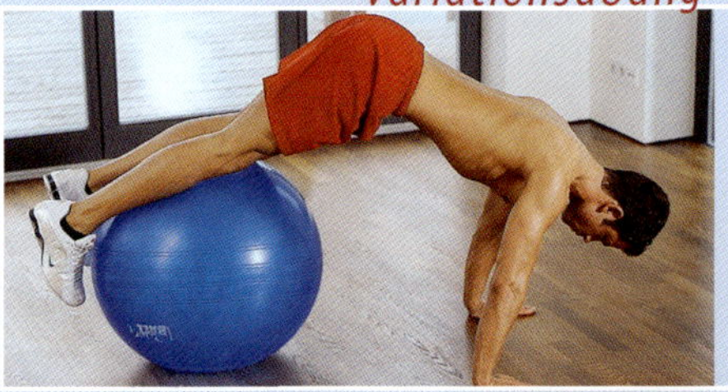

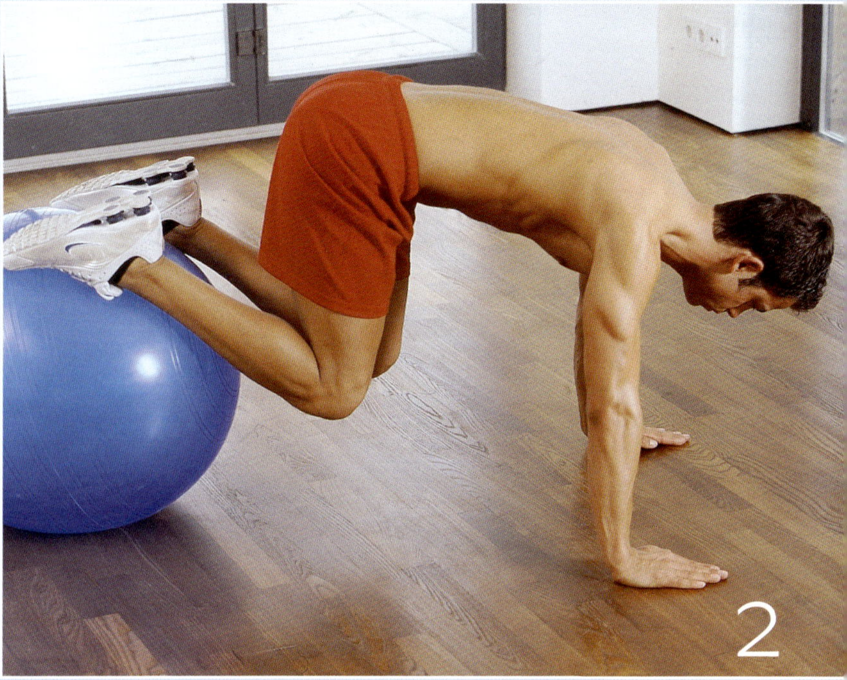

2 > Mit dem Ausatmen beide Knie gleichmäßig in Richtung Brustkorb ziehen. Der Ball rollt hierbei mit.

> Das Gesäß hebt sich etwas in Richtung Decke. Bauch fest halten.

> Mit dem Einatmen Beine wieder nach hinten strecken.

Mit gestreckten Beinen

Die Übung wird technisch noch anspruchsvoller, wenn sie mit gestreckten Beinen durchgeführt wird. Das Gesäß erreicht eine noch höhere Position und die Rumpfmuskulatur wird intensiver beansprucht. Kopf nicht anheben, der Nacken bleibt in gerader Verlängerung des Rückens.

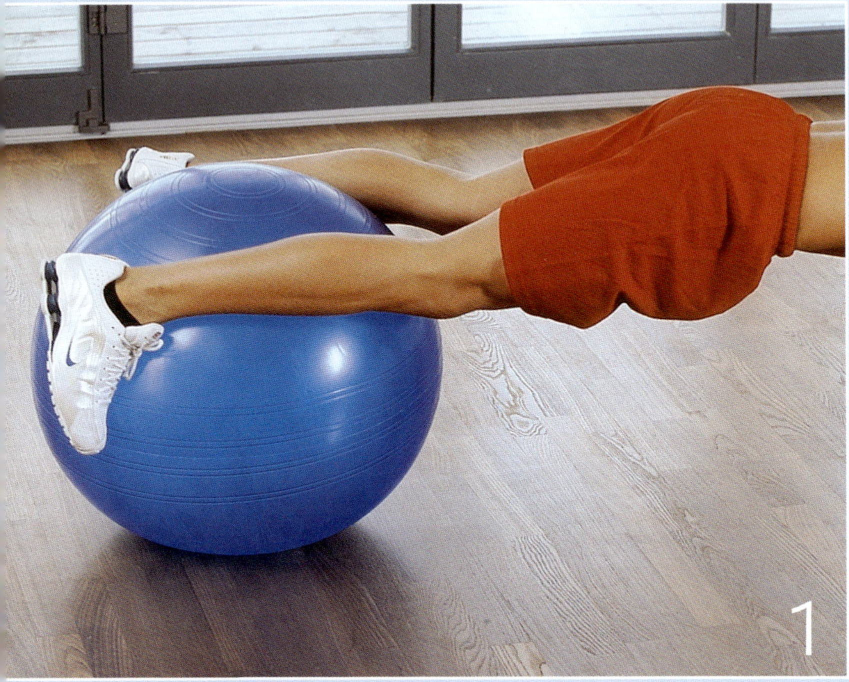

Ball-Rotation ●●●

1 > Diese Übung wird Sie maximal herausfordern. In der Liegestützposition legen Sie die Schienbeine auf den Ball.

> Die Beine sind mindestens schulterbreit oder etwas mehr geöffnet, damit Sie den Ball mit den Füßen fest einklemmen können.

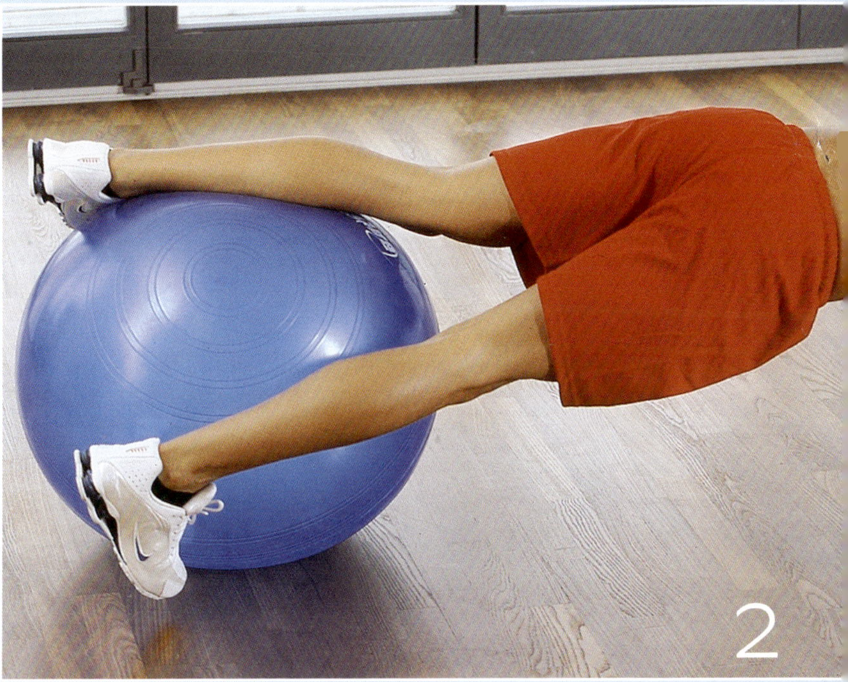

2 > Mit dem Einatmen erfolgt eine Rotationsbewegung mit dem unteren Körper. Der Rumpf bleibt stabil.

> Drehen Sie den Ball so weit auf die rechte Seite, dass der rechte Fuß fast den Boden berührt. Der Bauch, der Rücken, das Gesäß und die Beine müssen maximal angespannt bleiben.

> Ausatmen und aus der Kraft der Körpermitte zur Ausgangsposition zurück.

Technik-Info

Die Bewegung darf ausschließlich aus dem Becken erfolgen. Der obere Rumpf bleibt stabil in seiner Position. Beginnen Sie mit kleineren Rotationsbewegungen, um ein Gefühl für die Übung zu bekommen. Ohne Schwung trainieren und die Bewegung stets mit den Muskeln kontrolliert ausführen!

Gegenspieler

Die muskulären Gegenspieler im unteren Rücken sind keine »Gegner«, sondern die besten Freunde der Bauchmuskulatur. Man nennt sie auch Antagonisten. Trainieren Sie sie regelmäßig! Mit ihnen zusammen erhält der Körper eine gute Haltung und die Statik allgemein wird verbessert. Das Training kann Rückenprobleme beseitigen oder gar nicht erst entstehen lassen. Mindestens eine der folgenden Übungen gehört in jedes Workout.

Swimming ●○○

1

> Liegen Sie bäuchlings auf dem Boden. Beine nach hinten lang strecken, Arme nach vorne. Die Stirn ist vom Boden abgehoben.

> Führen Sie nun mit den Beinen und Armen eine gegengleiche und kontrollierte Paddelschlag-Bewegung durch. Dabei regelmäßig atmen.

> Die Bewegung der Beine kommt aus den Hüftgelenken - die Beinmuskeln deshalb fest anspannen. Die Bewegung der Arme geschieht aus den Schultergelenken.

> Versuchen Sie Ihre maximale Länge von den Finger- bis zu den Fußspitzen zu erreichen. 10-12 Atemzüge durchführen und dann pausieren.

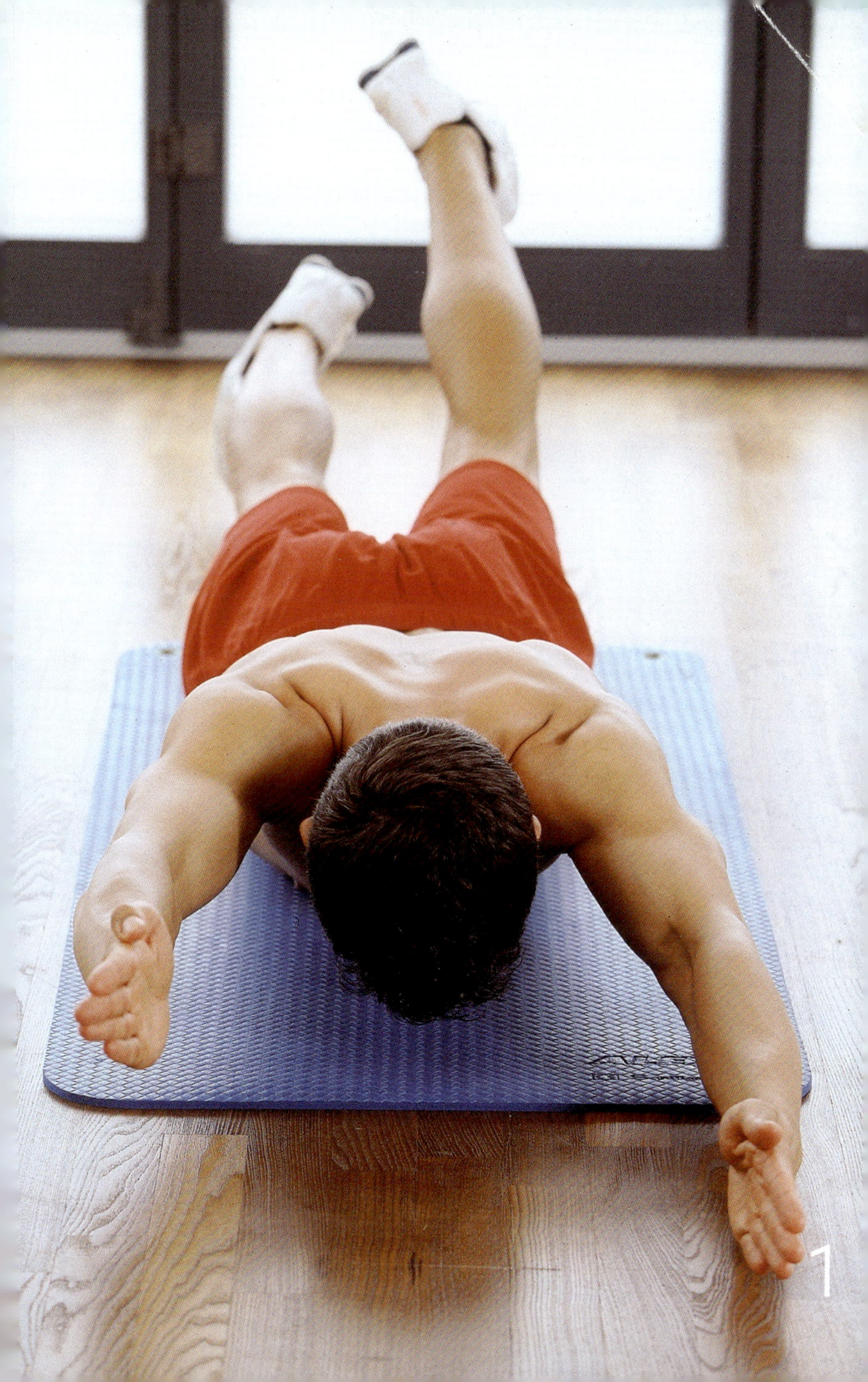
1

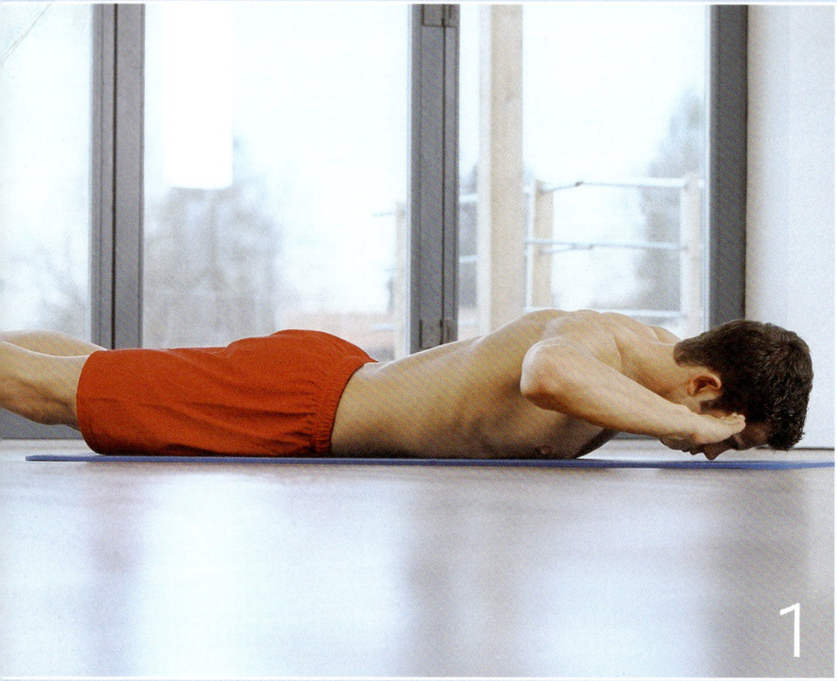

Rumpfheben ●○○

1 > In Bauchlage die Stirn auf dem Boden ablegen und die Hände an die Schläfen. Beine lang nach hinten strecken, Füße ablegen.

> Für die Startposition die Stirn und die Ellbogen zwei Zentimeter vom Boden lösen.

Variationsübung

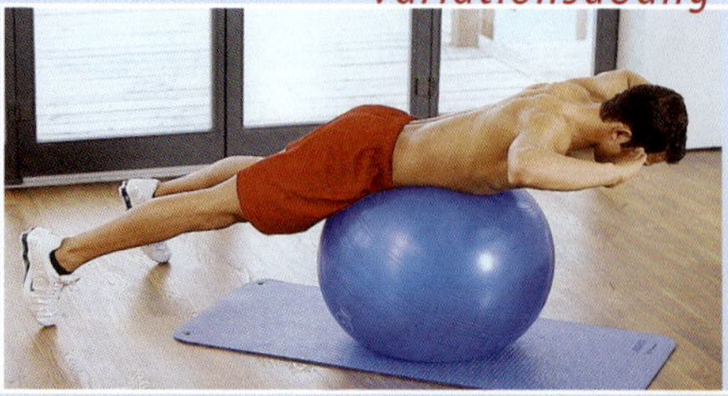

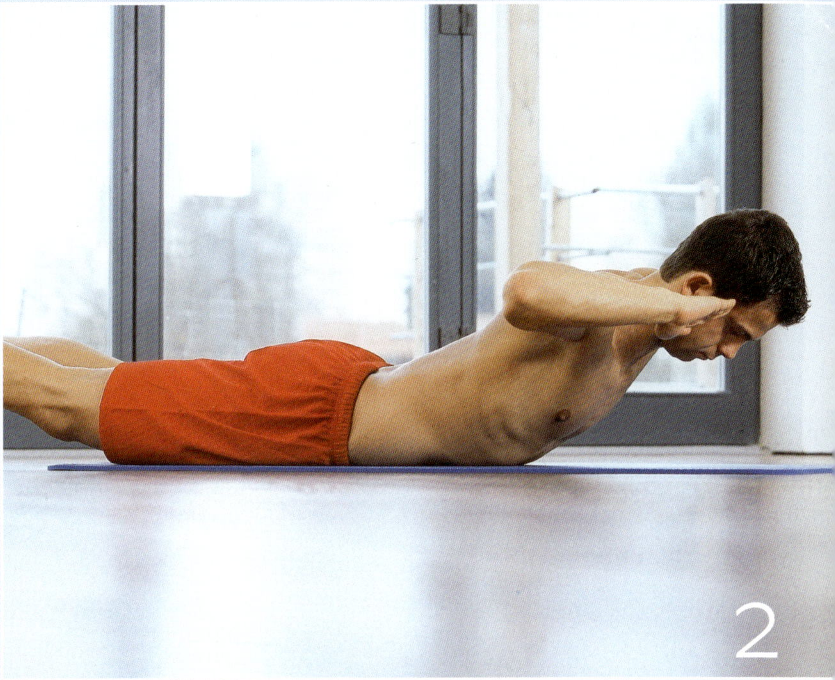

2 > Mit dem Ausatmen Gesäßmuskeln aktivieren und den Rumpf weiter anheben. Füße am Boden lassen.

> Die Stirn bleibt zum Boden gerichtet, die Wirbelsäule will lang werden, die Schultern nicht zu den Ohren ziehen.

> Einatmen und absenken, jedoch nicht ganz ablegen.

Mit Fitball

Legen Sie sich mit angespannten Beinen und festem Gesäß wie ein Brett auf einen großen Fitball. Füße schulterbreit auseinander, Hände an die Schläfen, Ellbogen weit geöffnet. Mit dem Einatmen den Rumpf mit geradem Rücken absenken, mit dem Ausatmen ohne Schwung und kontrolliert anheben.

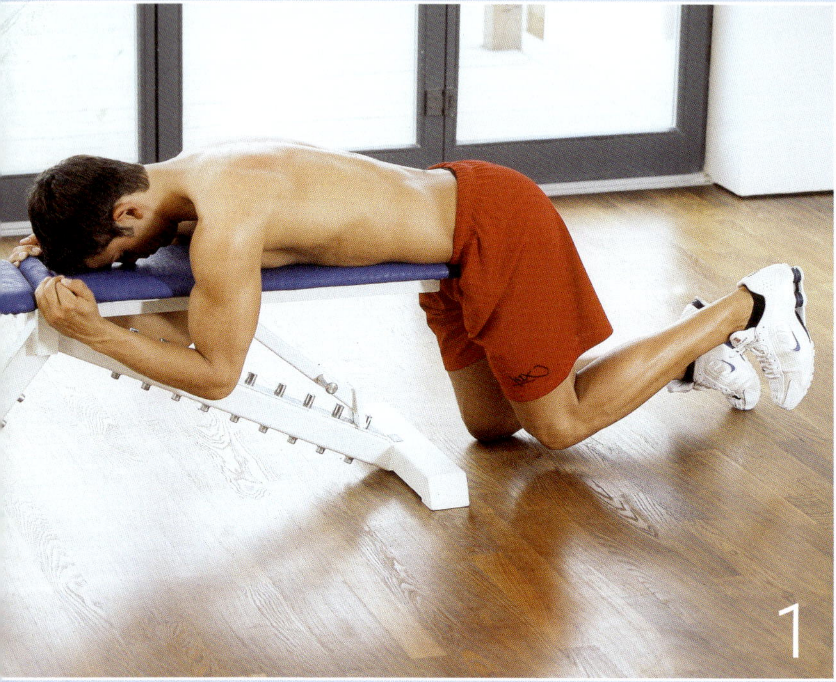

Hüftstrecken ●○○

1 > Mit geschlossenen Beinen knien Sie vor einer längs stehenden Trainingsbank. Halten Sie sich an den Kanten fest.

> Der Rücken ist lang, die Stirn zeigt nach unten oder ist ganz auf dem Polster abgelegt.

Variationsübung

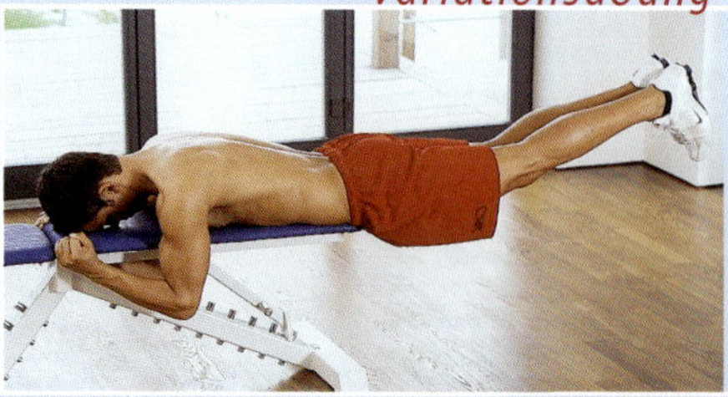

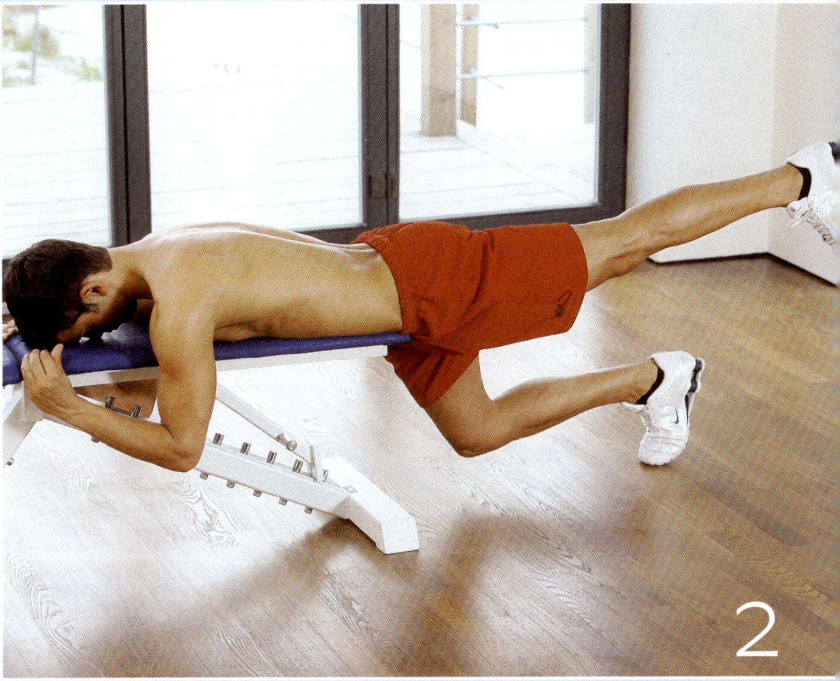

2 > Mit dem Ausatmen das linke Bein geradlinig nach hinten ausstrecken. Hierbei die Ferse wegdrücken.

> Nach dem Strecken das Bein noch einige Zentimeter anheben, jedoch nicht zu stark ins Hohlkreuz gehen.

> Mit dem Einatmen wieder anwinkeln und senken. Nicht ganz ablegen.

> Nach der entsprechenden Anzahl der Wiederholungen zur anderen Seite wechseln.

Mit beiden Beinen

Fortgeschrittene führen diese Übung mit beiden Beinen gleichzeitig durch. Wenn die Beine nach hinten gestreckt werden, den Bauch zusätzlich anspannen. Die Beine im gestreckten Zustand so weit anheben, dass der gesamte Körper eine gerade Linie bildet.

Dehnübungen

Auch wenn einige neue Studien die Wirkung des Stretching anzweifeln, sollte trotzdem immer dann gedehnt werden, wenn es dem Sportler ein angenehmes Gefühl vermittelt. Dehnübungen erhalten und erweitern die Beweglichkeit der Gelenke - das ist unabdingbar für viele Kraftübungen! Aber: stets langsam und ohne Gewalt dehnen. Legen Sie eine ruhige Gangart ein, achten Sie auf Ihren Körper und atmen Sie gleichmäßig, fließend und ruhig.

Rumpfvorderseite

1

> Liegen Sie auf dem Rücken und strecken Sie beide Arme nach hinten. Die Handflächen zeigen leicht zueinander, die Daumen berühren den Boden.

> Strecken Sie die Beine lang.

> Bleiben Sie 10-20 Sekunden in dieser Position und atmen Sie ruhig und gleichmäßig.

> Verstärken Sie die Dehnung zeitweilig, indem Sie bei voller Körperstreckung den Bauchnabel aktiv nach innen ziehen.

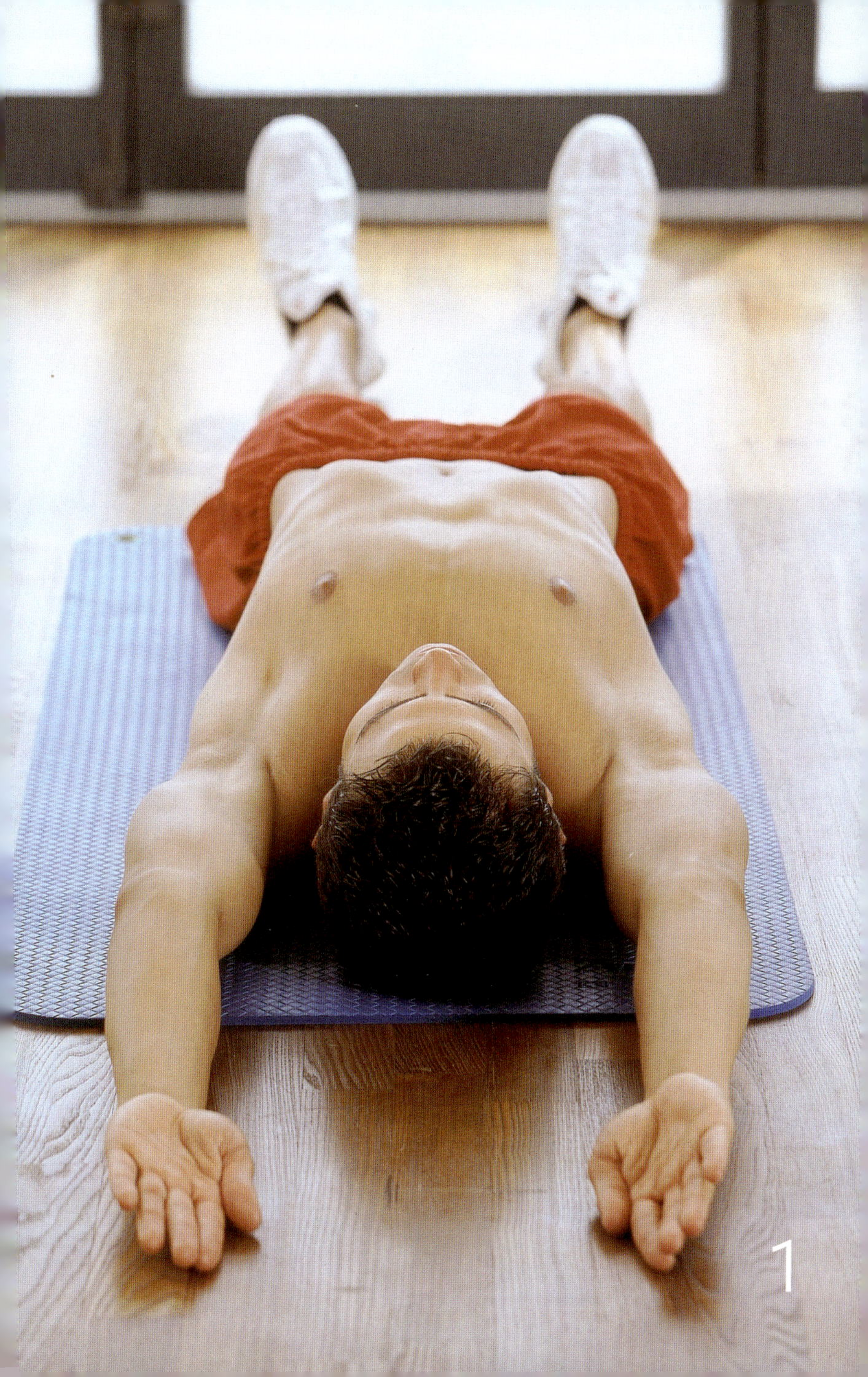
1

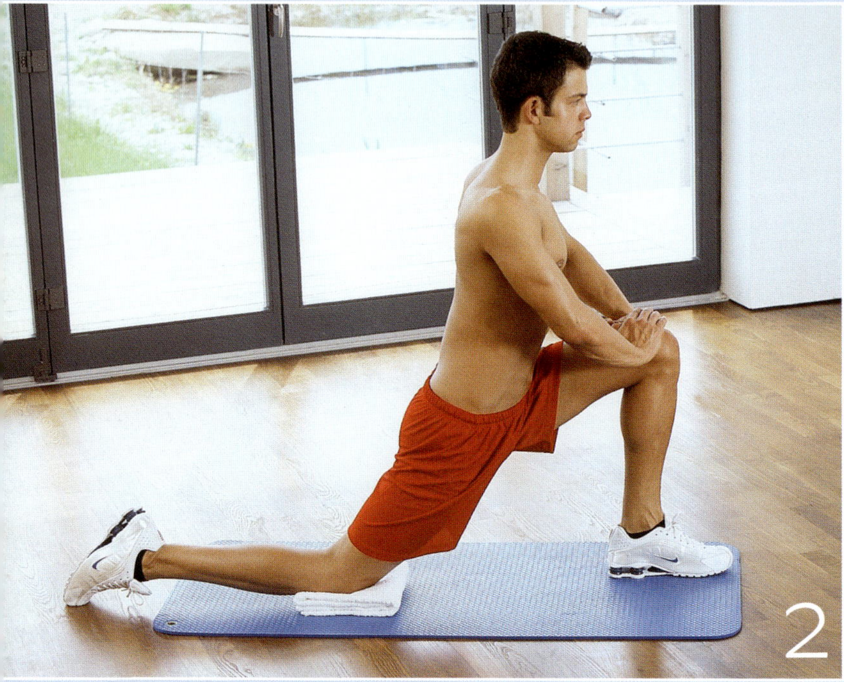

Hüftbeugemuskel

2 > Im weiten Ausfallschritt das rechte Knie am Boden ablegen. Das vordere Bein ist rechtwinklig gebeugt, der Fuß vollflächig aufgesetzt.

> Halten Sie den Rumpf aufrecht und legen Sie die Hände locker auf den linken Oberschenkel.

> Lassen Sie das Becken nun kontrolliert nach vorne und unten gleiten, bis Sie die Dehnung in der rechten Hüftgegend spüren.

> Atmen Sie ruhig und gleichmäßig und versuchen Sie mit jedem Ausatmen die Hüfte mehr und mehr zu lösen.

> 15–30 Sekunden halten und dann die Seite wechseln.

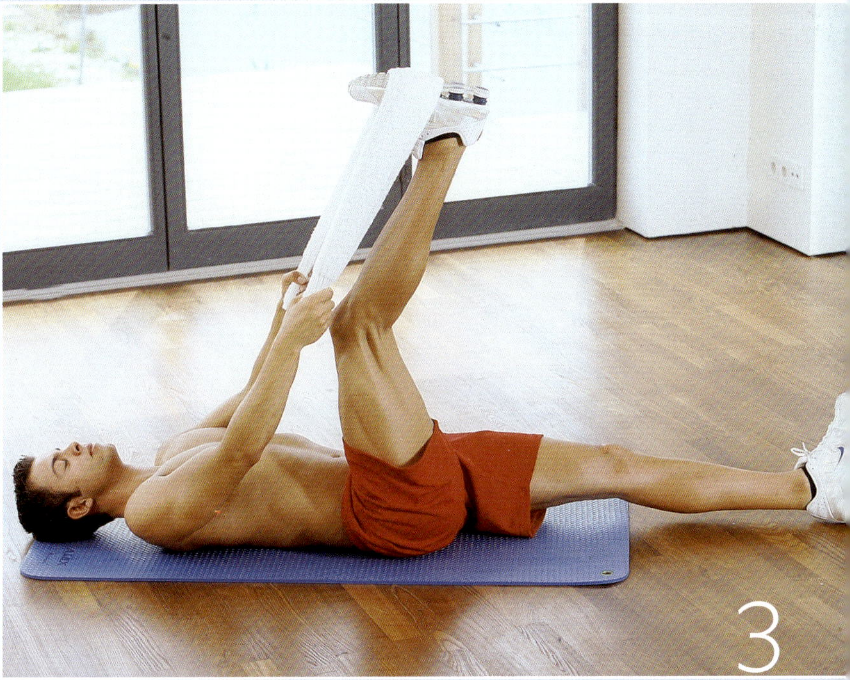

Oberschenkel hinten

3 > In Rückenlage das linke Bein aufstellen und das rechte nach oben strecken. Legen Sie ein Handtuch um die Fußsohle und halten Sie dieses mit beiden Händen fest.

> Strecken Sie das rechte Bein vorsichtig durch und ziehen Sie es langsam in Richtung des Oberkörpers.

> Je mehr Sie das Bein durchstrecken, desto intensiver wird die Dehnung derjenigen Muskeln und Sehnen, die sich über die Kniekehle ziehen. Seien Sie behutsam!

> Dehnen Sie auch einen Teil der hüftbeugenden Muskeln der anderen Seite, indem Sie das linke Bein zum Boden hin ausstrecken wie in unserem Beispiel.

> Nach etwa 15–30 Sekunden die Seite wechseln.

Die Top 10 der Übungen

1 *Basic-Crunch-Variation*

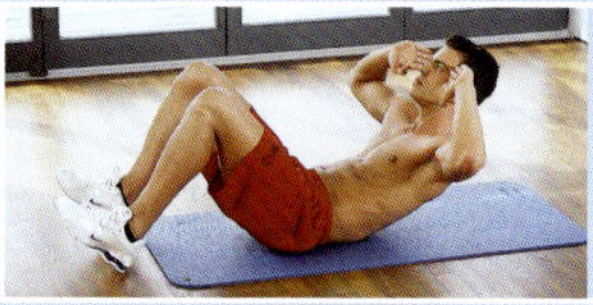

S. 24/25

2 *Ball-Crunch*

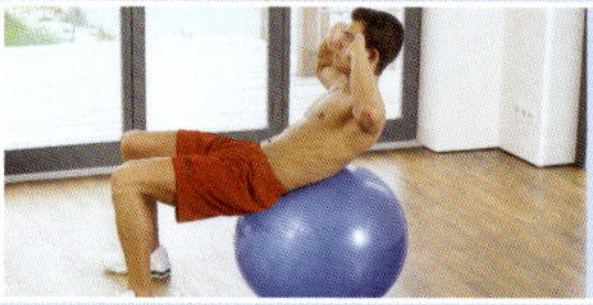

S. 26/27

3 *Bicycle*

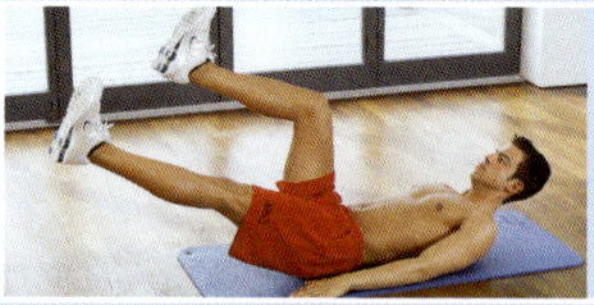

S. 34/35

4 *Reverse-Crunch mit Bank*

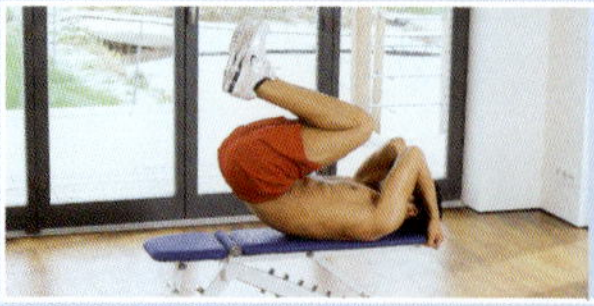

S. 40/41

5 *Seitstütz Variation*

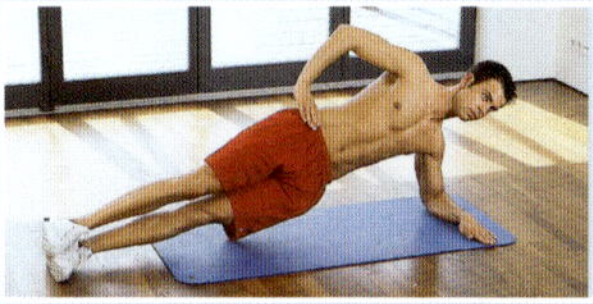

S. 46/47

6 *Criss-Cross*

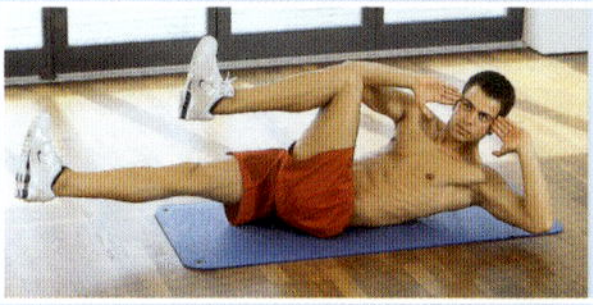

S. 50/51

7 *Inverse-Crunch*

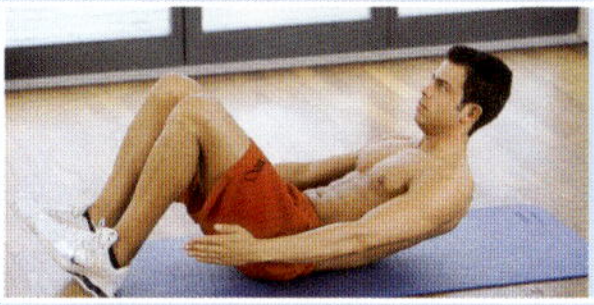

S. 62/63

8 *Ball Super-Crunch*

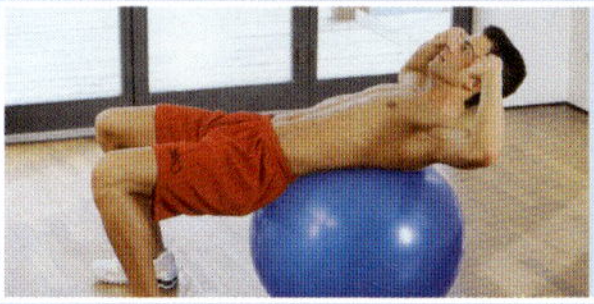

S. 66/67

9 *Combi-Crunch*

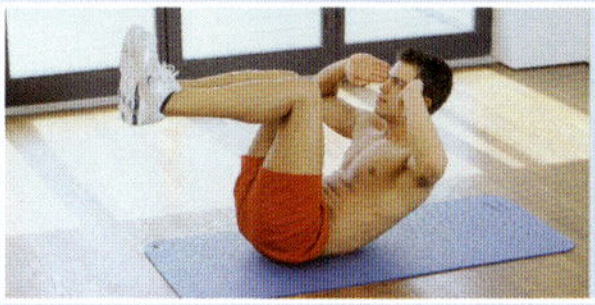

S. 74/75

10 *Abslide*

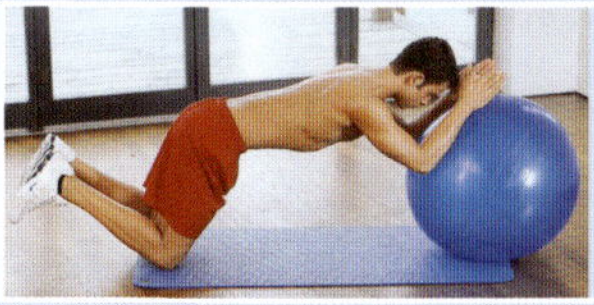

S. 76/77

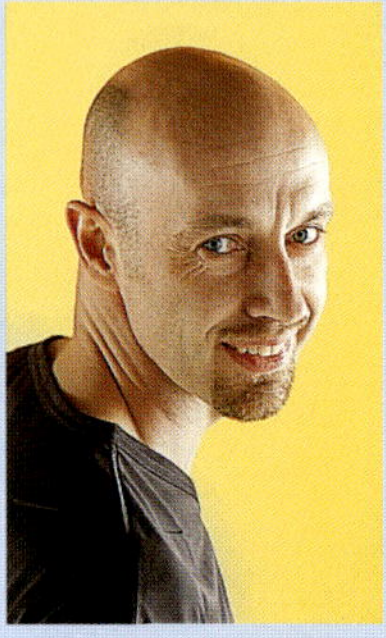

Der Autor

Wolfgang Mießner ist staatlich geprüfter Sport- und Gymnastiklehrer, mehrfach lizensierter Fitness- und Gesundheitstrainer, Polestar Pilates Instructor und ausgebildeter Yogalehrer mit mehr als 14 Jahren Berufs- und Ausbildungspraxis auf dem Fitness- und Gesundheitssportsektor. Er bemüht sich insgesamt um die Entwicklung und Verbreitung gesundheitserhaltender und -fördernder Bewegungsprogramme. Im BLV-Verlag sind schon viele Fitness-Bücher von ihm erschienen.

Register

Literatur

Colgan, Dr. M.: The new Power Program, Apple Publishing Company Ltd., Vancouver/ Canada 2001
Gottlob, A.: Differenziertes Krafttraining, Urban & Fischer, München 2001
Mießner, W.: Muskeltrainingsbuch, BLV Verlag, München 2004
Tittel, K.: Beschreibende und funktionelle Anatomie des Menschen, Urban & Fischer, München 1999 (13)